国家出版基金项目
NATIONAL PUBLICATION FOUNDATION

中医历代名家学术研究丛书

主编 潘桂娟

Academic Research Series of Famous
Doctors of Traditional Chinese
Medicine through the Ages

"十三五"国家重点图书出版规划项目

谷建军 编著

成无己

U0346104

全国百佳图书出版单位
中国中医药出版社
·北 京·

图书在版编目（CIP）数据

中医历代名家学术研究丛书.成无己/潘桂娟主编；
谷建军编著.—北京：中国中医药出版社，2021.12
ISBN 978-7-5132-6702-1

Ⅰ.①中… Ⅱ.①潘… ②谷… Ⅲ.①中医临床—
经验—中国—宋代 Ⅳ.① R249.1

中国版本图书馆 CIP 数据核字（2021）第 007804 号

中国中医药出版社出版

北京经济技术开发区科创十三街 31 号院二区 8 号楼
邮政编码 100176
传真 010-64405721
河北品睿印刷有限公司印刷
各地新华书店经销

开本 880×1230 1/32 印张 5.25 字数 132 千字
2021 年 12 月第 1 版 2021 年 12 月第 1 次印刷
书号 ISBN 978-7-5132-6702-1

定价 49.00 元
网址 www.cptcm.com

服 务 热 线 010-64405510
购 书 热 线 010-89535836
侵 权 打 假 010-64405753

微信服务号 zgzyycbs
微商城网址 https://kdt.im/LIdUGr
官 方 微 博 http://e.weibo.com/cptcm
天猫旗舰店网址 https://zgzyycbs.tmall.com

如有印装质量问题请与本社出版部联系（010-64405510）
版权专有 侵权必究

2005 年国家重点基础研究发展计划（973 计划）课题"中医学理论体系框架结构与内涵研究"（编号：2005CB532503）

2009 年科技部基础性工作专项重点项目"中医药古籍与方志的文献整理"（编号：2009FY120300）子课题"古代医家学术思想与诊疗经验研究"

2013 年国家重点基础研究发展计划（973 计划）项目"中医理论体系框架结构研究"（编号：2013CB532000）

国家中医药管理局重点研究室"中医理论体系结构与内涵研究室"建设规划

"十三五"国家重点图书、音像、电子出版物出版规划（医药卫生）

2021 年度国家出版基金资助项目

项目来源及国家重点图书出版计划

前言

中医理论肇始于《黄帝内经》《难经》，本草学探源于《神农本草经》，辨证论治及方剂学发轫于《伤寒杂病论》。在此基础上，历代医家结合自身的思考与实践，提出独具特色的真知灼见，不断革故鼎新，充实完善，使得中医药学具有系统的知识体系结构、丰富的原创理论内涵、显著的临床诊治疗效、深邃的中国哲学背景和特有的话语表达方式。历代医家本身就是"活"的学术载体，他们刻意研精，探微索隐，华叶递荣，日新其用。因此，中医药学发展的历史进程，始终呈现出一派继承不泥古、发扬不离宗的繁荣景象。

中国中医科学院中医基础理论研究所，自2008年起相继依托2005年国家重点基础研究发展计划（973计划）课题"中医学理论体系框架结构与内涵研究"、2009年科技部基础性工作专项重点项目"中医药古籍与方志的文献整理"子课题"古代医家学术思想与诊疗经验研究"、2013年国家重点基础研究发展计划（973计划）项目"中医理论体系框架结构研究"，以及国家中医药管理局重点研究室（中医理论体系结构与内涵研究室）建设规划，联合北京中医药大学等16所高等院校及科研和医疗机构的专家、学者，选取历代具有代表性或学术特色突出的医家，系统地阐释与解析其学术思想和诊疗经验，旨在发掘与传承、丰富与完善中医理论，为提升中医师临床实践能力和水平提供参考和借鉴。本套丛书即是由此系列研究阶段性成果总结而成。

综观历史，凡能称之为"大医"者，大都博览群书，学问淹博赅洽，集百家之言，成一家之长。因此，我们以每位医家的内容独立成书，尽可能尊重原著，进行总结、提炼和阐发。本丛书的另一个特点是，将医家特色学术观点与临床实践相印证，尽可能选择一些典型医案，用以说明理论的实践价值，便于临床施用。本丛书列选"'十三五'国家重点图书、音像、电子出版物出版规划""医药卫生"类项目，收载民国及以前共 102 名医家。第一批 61 个分册，已于 2017 年出版。第二批 41 个分册，申报 2021 年国家出版基金项目已获批准，出版在即。

丛书各分册作者，有中医基础和临床学科的资深专家、国家及行业重点学科带头人，也有中青年骨干教师、科研人员和临床医师中的学术骨干，来自全国高等中医药院校、科研机构和临床单位。从学科分布来看，涉及中医基础理论、中医各家学说、中医医史文献、中医经典及中医临床基础、中医临床各学科。全体作者以对中医药事业的拳拳之心，共同努力和无私奉献，历经数年完成了这份艰巨的工作，以实际行动切实履行了"继承好、发展好、利用好"中医药的重大使命。

在完成上述科研项目及丛书撰写、统稿与审订的过程中，研究团队暨编委会和审订委员会全体成员精益求精之心始终如一。在上述科研项目负责人、丛书总主编、中国中医科学院中医基础理论研究所潘桂娟研究员主持下，由常务副主编陈曦副研究员、张宇鹏副研究员及各分题负责人——翟双庆教授、钱会南教授、刘桂荣教授、郑洪新教授、邢玉瑞教授、马淑然教授、文颖娟教授、陆翔教授、杨卫彬研究员、崔为教授、江泳教授、柳亚平副教授、王静波副教授等，以及医史文献专家张效霞教授，分别承担或参与了团队的组织和协调，课题任务书和丛书编写体例的起草、修订和具体组织实施，各单位课题研究任务的落实和分册文稿编写、审订等工作。编委会多次组织工作会议和继续教育项目培训，推进编撰工作进度，确保书稿撰写规范，并组织有关专家对初稿进行审订；最终，由总主编与常务副主编对丛书各分册进行复审、修订和统稿，并与全体作者充分交流，对各分册内容加以补充完善，而始得告成。

2016年2月，国家中医药管理局颁布《关于加强中医理论传承创新的若干意见》，指出要"加强对传承脉络清晰、理论特色鲜明的古代医家的学术思想研究"。2016年2月，国务院颁布《中医药发展战略规划纲要（2016—2030年）》，强调"全面系统继承历代各家学术理论、流派及学说"。上述项目研究及丛书的编写，是研究团队对国家层面"遵循中医药发展规律，传承精华，守正创新"号召的积极响应，体现了当代中医人敢于担当的勇气和矢志不渝的追求！通过此项全国协作的系统工程，凝聚了中医医史、文献、理论、临床研究的专门人才，培育了一支专业化的学术队伍。

在此衷心感谢中国中医科学院及其所属中医基础理论研究所、中医药信息研究所、研究生院，以及北京中医药大学、陕西中医药大学、山东中医药大学、云南中医药大学、安徽中医药大学、辽宁中医药大学、浙江中医药大学、成都中医药大学、湖南中医药大学、长春中医药大学、黑龙江中医药大学、南京中医药大学、河北中医学院、贵州中医药大学、中日友好医院16家科研、教学和医疗单位对此项工作的大力支持！衷心感谢中国中医科学院余瀛鳌研究员、姚乃礼主任医师、曹洪欣教授与北京中医药大学严季澜教授在项目实施和本丛书出版过程中给予的悉心指导与支持！衷心感谢中国中医药出版社有关领导及华中健编辑、芮立新编辑、伊丽萦编辑、鄢洁编辑及丛书编校人员的辛勤付出！

在本丛书即将付梓之际，全体作者感慨万千！希望广大读者透过本丛书，能够概要纵览中医药学术发展之历史脉络，撷取中医理论之精华，承绪千载临床之经验，为中医药学术的振兴和人类卫生保健事业做出应有的贡献！

由于种种原因，书中难免有疏漏之处，敬请读者不吝批评指正，以促进本丛书的不断修订和完善，共同推进中医历代名家学术的继承与发扬！

《中医历代名家学术研究丛书》编委会

2021 年 3 月

凡例

　　一、本套丛书选取的医家，为历代具有代表性或特色思想与临床经验者，包括汉代至晋唐医家 6 名，宋金元医家 19 名，明代医家 24 名，清代医家 46 名，民国医家 7 名，总计 102 名。每位医家独立成册，旨在对医家学术思想与诊疗经验等内容进行较为详尽的总结阐发，并进行精要论述。

　　二、丛书的编写，本着历史、文献、理论研究有机结合的原则，全面解读、系统梳理和深入研究医家原著，适当参考古今有关该医家的各类文献资料，对医家学术思想和诊疗经验加以发掘、梳理、提炼、升华、概括，将其中具有理论意义、实践价值的独特内容阐发出来。

　　三、丛书在总体框架上，要求结构合理、层次清晰；在内容阐述上，要求概念正确，表述规范，持论公允，论证充分，观点明确，言之有据；在分册体量上，鉴于每个医家的具体情况不同，总体要求控制在 10 万～ 20 万字。

　　四、丛书的每一分册的正文结构，分为"生平概述""著作简介""学术思想""临证经验"与"后世影响"五个独立的内容范畴。各分册将拟论述的内容按照逻辑与次序，分门别类地纳入以上五个内容范畴之中。

　　五、"生平概述"部分，主要包括医家姓名字号、生卒年代、籍贯等基本信息，时代背景、从医经历以及相关问题的考辨等。

　　六、"著作简介"部分，逐一介绍医家的著作名称（包括现存、已经亡佚又经后人辑复的著作）、卷数、成书年代、主要内容、学术价值等。

七、"学术思想"部分，分为"学术渊源"与"学术特色"两部分进行论述。前者重在阐述医家之家传、师承、私淑（中医经典或前代医家思想对其影响）关系，重点发掘医家学术思想的历史传承与学术渊源；后者主要从独特学术见解、学术成就、学术特点等方面，总结医家的主要学术思想特色。

八、"临证经验"部分，重点考察和论述医家学术著作中的医案、医论、医话，并有选择地收集历代杂文笔记、地方志等材料，从中提炼整理医家临床诊疗的思路与特色，发掘、总结其独到的诊治方法。此外，还根据医家不同情况，以适当方式选录部分反映医家学术思想与临证特色的医案。

九、"后世影响"部分，主要包括"学术影响与历代评价""学派传承（学术传承）""后世发挥"和"国外流传"等内容。其中，对医家的总体评价，重视和体现学术界共识和主流观点，在此基础上，有理有据地阐明新见解。

十、附以"参考文献"，标示引用著作名称及版本。同时，分册编写过程中涉及的期刊与学位论文，以及未经引用但能体现一定研究水准的期刊与学位论文也一并列出，以充分体现对该医家研究的整体状况。

十一、附以丛书全部医家名录，依照时间先后排列，以便查验。

十二、丛书正文标点符号使用，依据中华人民共和国国家标准《标点符号用法》（GB/T 15834—2011）。医家原书中出现的俗字、异体字等一律改为简化正体字，个别不能对应简化字的繁体字酌予保留。

《中医历代名家学术研究丛书》编委会

2021 年 3 月

内容提要

　　成无己，宋金时期著名医学家，生卒年代不详，山东聊摄（今山东聊城）人，为全面注解《伤寒论》第一人，代表著作为《注解伤寒论》《伤寒明理论》。成无己以《黄帝内经》《难经》等经典理论为依据，对《伤寒论》进行全面注释，深入阐发了六经病理法方药的有关机制，系统解析伤寒方义，注重类证鉴别，揭示了张仲景辨证论治的精神与内涵，对后世《伤寒论》的注释研究产生了极大影响。成无己以经释论，博极精研，昭明伤寒学理，为伤寒学研究开辟了新途径、新方法，为伤寒学术发展做出重要贡献。本书内容包括成无己的生平概述、著作简介、学术思想、后世影响。

成无己，宋金时期著名医学家，生卒年代不详，山东聊摄（今山东聊城）人，全面注解《伤寒论》第一人，宋以前伤寒八家之一。代表著作有《注解伤寒论》《伤寒明理论》。成无己以《黄帝内经》《难经》等经典理论为依据，对《伤寒论》进行了全面注释，随文释义，以经释论，深入阐发了六经病理法方药的有关机制。区别阴阳，调陈脉理；分十剂，重七情，彰显药性；别气味，明补泻，分析异同。以此彰明六经隐奥，昭示了张仲景辨证论治的精神与内涵。《注解伤寒论》为最早全面注解《伤寒论》之作，其注释方法与思想，对后世《伤寒论》研究产生极大影响。《伤寒明理论》详解了《伤寒论》50个证，定体、分形、析证，深入剖析每一证的含义、表现、病因病机、病位病性、分型、鉴别及治法，为各证的鉴别诊断提供了有益参考，被称为最早的伤寒"症状鉴别诊断学"。其中，《药方论》一卷，明确了七方、十剂的含义、制方之体用，对《伤寒论》常用20方详解方义，以君臣佐使之义论配伍，以气味论功用，开后世方论之先河，发展了方剂学理论。成无己对《伤寒论》的注释和研究，全面昭明伤寒学理，为伤寒学术发展做出了重要贡献。

现代以来（截止2019年）有关成无己的学术研讨论文，经中国知网(CNKI)检索，有期刊论文78篇，学位论文2篇，会议论文4篇。论文内容主要涉及：①成无己生平事迹考；②《注解伤寒论》《伤寒明理论》版本源流考；③成无己注解《伤寒论》的特点与方法；④成无己的学术思想和成就；⑤成无己对《伤寒论》的注解发挥，对后世产生的影响等。关于成无己著作的整理，有《成无己医学全书》《注解伤寒论》《伤寒明理论》《注解伤寒论白话解》《伤寒明理方论》《伤寒明理方论白话解》等。上述成果较全面地整理研究了成无己著作的有关内容，总体而言，在其生平、著作版本、注解特点与方法、对后世影响等方面的研究较为深入细致；而对其学术思想的研究则较为零散，尚需系统梳理，全面总结。

本次整理研究，在深入研读成无己原著的基础上，参考了现代学者的相关研究文献，对其学术思想进行了较为系统的总结，旨在全面反映成无己伤寒六经病思想，包括辨证论治、论方、论证，以及其对后世伤寒学术发展的影响等。

本次整理研究所依据的成无己著作版本：人民卫生出版社1963年版《注解伤寒论》，底本是上海涵芬楼影印明代汪济川本；上海科学技术出版社1959年版《伤寒明理论》（四卷本，第四卷为《药方论》），底本是师古斋吴勉学刻本。同时参考了其他版本，如商务印书馆1955年版《注解伤寒论》等。

本书编写过程中得到中国中医科学院潘桂娟研究员的悉心指导，在此表示诚挚的谢意。衷心感谢参考文献的作者以及支持本研究的各位同仁。

北京中医药大学　谷建军

2021年5月

目
录

成无己

生平概述

一、时代背景 🦢

　　北宋时期文教兴盛，国家极为重视医药事业。北宋嘉祐二年（1057），宋仁宗诏令设置校正医书局，开始进行大规模中医古籍整理校勘工作，集中了当时的著名学者、医家，如掌禹锡、林亿、苏颂、孙奇、高保衡等人，对历代医学典籍进行全面系统地收集整理、校勘与考证。所校医书有《素问》《伤寒论》《金匮要略方论》《金匮玉函经》《脉经》《针灸甲乙经》《诸病源候论》《备急千金要方》《千金翼方》《外台秘要》《嘉祐本草》《本草图经》等。这些书籍的校勘审定十分严谨，如《素问》一书在隋唐时期王冰的注释，林亿指出其"文注纷错，义理混淆"，需要重新校定，于是"搜访中外，裒集众本，浸寻其义，正其讹舛"，"正谬误者六千余字，增注义者两千余条"，"一言去取，必有稽考，舛文疑义，于是详明"。这一校本遂成为《素问》的定本流传后世。又如《伤寒论》原为南平国主高继冲所献，林亿、孙奇等认为"百病之急，无急于伤寒"，此书"其言精而奥，其法简而详"，然"文理舛错，未尝考证"，历代藏书之府"亦缺于雠校"，故先予校订颁行，十卷，二十二篇，"合三百九十七法"，"定有一百一十二方"。这些古籍的校勘整理工作，前后历时10余年。宋代印刷术较前代有很大发展，因而校定后的医书得以大量刊印，发行于民间，使这些医书广泛传播到全国各地，掀起了研究医学经典的热潮，极大地推动了医学理论研究的发展和临床辨证论治方法的丰富，带来宋以后医学数百年的繁荣。尤其是金元医学的辉煌成就，与北宋校正医书局的医学文献整理发行工作是分不开的。清代蒋超伯《南漘楛语》评论说："宋室南渡后，其老师宿学之在北方者悉为金有，叠起大家。聊摄则成无己，河间则刘完素，易州则张洁古，考城则张子和，东垣老人李杲尤卓卓驾乎诸家之上。非金元高手独多，皆天水九朝讲究熏陶之泽也。""天水九朝"指北宋。《宋史·卷六十五》曰："天水，国之姓望也。"宋朝又称"天水一朝""天水之世"。北宋从建国到靖康之变，共有九代帝王，故有此称。北宋一朝整理医学典籍，以及普及医学教育、改革医事制度、开设国家药局等各种措施，在推动医学发展上的功绩惠及后世，影响极为深远。

《伤寒论》融理法方药为一体，具有极高的实践价值与临床指导作用，在不同历史时期，都有很多医家致力于研究《伤寒论》，取得了丰硕成果，历代伤寒著作达到 1000 余种，极大丰富和发展了伤寒学术，这些医家组成的学术群体统称为伤寒学派。伤寒学派始于晋唐，发展于宋金元，兴盛于明清，其学术研究历经千余年而经久不衰，对外感热病理论思想的发展与辨证论治方法的进步做出了卓越贡献，对中医理论和临床医学的整体发展也有着深远影响。《伤寒论》在校正医书局整理刊行之后，为宋金时期带来了研究伤寒的热潮，伤寒名家有韩祇和、朱肱、庞安时、许叔微、郭雍、成无己，与此前的王叔和、孙思邈并称宋以前八家。

东汉末年战乱频繁，《伤寒论》成书以后曾一度散佚，晋代太医令王叔和尽力收集张仲景旧论，对其重加编次，全面整理，才使之得以保存并流传后世。王叔和对《伤寒论》的有关理论问题进行了详细探讨，如寒毒为病及风伤卫、寒伤营等思想，为后世伤寒理论研究起到了导向与引领作用。王叔和为整编《伤寒论》第一人，为张仲景学术传承之功臣。因而，林亿赞誉说："仲景之书及今八百余年，不坠于地者，皆其力也。"

王叔和整编的《伤寒论》一直秘藏于民间，未能广泛流传。故孙思邈感慨"江南诸师秘仲景要方不传"，到晚年时方看到此书，因而将其收录到《千金翼方》中。孙思邈对《伤寒论》进行重新编排，将使用同类方剂的条文集于一处，称为"方证同条，比类相附"，这种编排方法成为后世以方类证研究伤寒之滥觞，更好地揭示了伤寒六经的辨证论治规律。孙思邈特别重视太阳病桂枝、麻黄、青龙三法的运用，至明代方有执、清代喻嘉言，进一步发挥为"三纲鼎立"之说。

宋以后，随着《伤寒论》的普及，伤寒名家辈出。北宋医家韩祗和著有《伤寒微旨论》，其治伤寒不拘泥于《伤寒论》方，师张仲景心法而多有发挥，以依时令用药为特色，临证多自拟方。朱肱，北宋医家，著有《南阳活人书》，以六经论伤寒，提出伤寒三阴三阳即是六经，主张从经络辨病位，即其著名的"经络说"。庞安时，北宋医家，时人谓其"能与伤寒说话"，以善治伤寒闻名于世，著有《伤寒总病论》。庞安时发挥王叔和的寒毒之说，主张治伤寒应当因时因地因人制宜，并讨论了天行温病的病因病机与辨治方法。南宋医家许叔微，著有《伤寒发微论》《伤寒九十论》《伤寒百证歌》等，主张伤寒的六经分证与八纲辨证相结合，以阴阳统表里寒热虚实。《伤寒九十论》收录其伤寒治验90例，皆为应用张仲景方的验案，是最早的伤寒医案汇编著作，也是现存最早的医案专著。郭雍，南宋医家，著有《伤寒补亡论》。因《伤寒论》中一些条文缺失方治，取朱肱、庞安时等名家之方补录于内，故称"补亡"。

宋金时期，这些研究《伤寒论》的成果非常丰富，但尚未有对条文内容的精细注释、解析与阐发。严器之《伤寒明理论》序对这一时期的伤寒研究状况做了概括性的总结，谓《伤寒论》为"医门之规绳，治病之宗本"，"然自汉逮今千有余年，唯王叔和得其旨趣，后人皆不得其门而入，是以其间少于注释，阙于讲义。自宋以来，名医间有著述者，如庞安常作《卒病论》(《伤寒总病论》)、朱肱作《活人书》、韩祗和作《微旨》、王实作《证治》，虽皆互有阐明之义，然而未能尽张长沙之深意"。王实，北宋与南宋之交时期的名士，少时曾师从司马光。晁公武《郡斋读书志》记载其为"庞安常之高弟"，或随庞安时学习过医术。王实著有《伤寒证治》，此书今已散佚，部分内容保存在王好古《医垒元戎》与李知先《伤寒活人书括》中，治伤寒主要以证候为纲进行辨证。严器之认为，这些研究对《伤寒论》虽然多有发挥，但皆未能得张仲景论伤寒之深意；成无己的全面注解，"皆引《内经》，旁牵众说，方法之辨，莫不允当"；对三百九十七法"分析异同，彰明隐奥，调陈脉理，区别阴阳，使表里以昭然，俾汗下而灼见"；于一百一十二方皆"通明名号之由，彰显药性之主，十剂轻重之攸分，七情制用之斯见，别气味之所宜，明补泻之所适"，"实前贤所未言，后学所未识，是得仲景之深意者也"。其《伤寒明理论》定体、分形、析证，"撰述伤寒义，皆前人未经道者"，"真得长沙公之旨趣也"。由此可见，严器之对成无己的著作给予了极高的评价。

成无己根据《黄帝内经》（以下简称《内经》）《难经》理论，参考《脉经》《诸病源候论》《备急千金要方》《外台秘要》等前期典籍，依据王叔和编次的体例，逐条注释《伤寒论》原文。《注解伤寒论》是最早的《伤寒论》全注本，其中详细阐述了张仲景辨证论治、立法处方之旨。成无己注释与研究《伤寒论》的方法可谓独树一帜，对后世伤寒研究产生极大影响，为伤寒学术发展做出了重要贡献。

二、生平纪略

成无己，山东聊摄人（今山东聊城），生卒年代与生平事迹正史无详细记载。钱超尘先生考证其约生于北宋嘉祐、治平间（1063 或 1064），卒于金正隆丙子元年，或正隆丁丑二年（1156 或 1157），依据有《注解伤寒论》魏公衡序、王纬序、王鼎后序，《伤寒明理论》严器之序，以及南宋张孝忠刊行《成无己全书》的序跋。如张孝忠《伤寒明理论·跋》云："成公当乙亥丙子岁，其年九十余，则必生于嘉祐治平之间。"《四库全书提要》也遵从张孝忠之说，谓："无己，聊摄人，生于宋嘉祐治平间，后聊摄入于金，遂为金人。至海陵王正隆丙子（1156）年九十余尚存，见开禧元年历阳张孝忠跋。"又有李玉清据王鼎后序所言《注解伤寒论》的刊行时间推算，考证其约生于庆历末年至至和初年，即1044—1052年间。

成无己世代行医，亦为儒学世家，历史上对他的生平记述不多，从严器之《注解伤寒论》《伤寒明理论》序言中略可见一二："聊摄成公，议论该博，术业精通，而有家学。"（《注解伤寒论》序）"聊摄成公，家世儒医，性识明敏，记问该博。"（《伤寒明理论》序）严器之是与成无己同时代的伤寒家。

靖康之难后，南宋绍兴十一年辛酉（1141），宋金签订条约，以淮水为界，淮水以北割让与金朝，聊摄成为金之属地，成无己遂为金朝之民。聊摄归金后，因医术高妙，成无己被金朝掳掠至临潢（今内蒙古自治区巴林左旗附近），"为权贵挈居临潢"（《注解伤寒论》王鼎后序），为金朝贵族诊病，彼时年约七八十岁。王鼎在临潢见到成无己时，其已经有九十多岁，"仆囊缘访寻舍弟，亲到临潢，寄迹鲍子颙大夫书房百有余日，目击公治病，百无一失"。王鼎，金朝儒生，成无己的同乡，号退翁，精于小学诗文。被金朝掳掠之人，自无人身自由，成无己最终客死临潢，终未能南归回乡。

成无己

著作简介

一、《注解伤寒论》

《注解伤寒论》，汉代张仲景原著，金成无己注释，成书于金皇统四年甲子（1144，又有考证为成书于1140年前），刊行于金大定十二年壬辰（1172），是现存最早的《伤寒论》全注本，为成无己研究《伤寒论》的代表作。成无己宗汉学的治学方法，依据《内经》《难经》等经典理论，逐条阐释《伤寒论》条文，辨析六经，详解诸方，议论详明，全面地诠释了《伤寒论》的辨证论治理论与思想，这一研究方法被称为"以经释论，以论证经"，为后世注释研究《伤寒论》的典范。金代严器之序称赞说："其三百九十七法之内分析异同，彰明隐奥，调陈脉理，区别阴阳，使表里以昭然，俾汗下而灼见。百一十二方之后，通明名号之由，彰显药性之主；十剂轻重之攸分，七情制用之斯见；别气味之所宜，明补泻之所适。又皆引《内经》，旁牵众说，方法之辨，莫不允当。实前贤所未言，后学所未识，是得仲景之深意者也。"明代赵开美校刻《仲景全书》，其序中亦盛赞说："博极研精，深造自得，本《难》《素》《灵枢》诸书以发明其奥，因仲景方论以辨析其理，极表里虚实阴阳死生之说，究药病轻重去取加减之意。"

成无己的注解完全遵照王叔和编次的旧制，对《伤寒论》原文未作任何删改，较好地保存了《伤寒论》的原貌。全书随文顺释，注解详尽，溯本求源，以究《伤寒论》之理，较好地阐释了张仲景立法处方之旨趣，对后世的伤寒学术研究与发展产生了巨大影响。

《注解伤寒论》全书共10卷，22篇。卷一为辨脉法与平脉法；卷二为伤寒例、辨痓湿暍脉证、辨太阳病脉证并治法上；卷三、卷四为辨太阳病脉证并治法中与下；卷五为辨阳明病脉证并治法与辨少阳病脉证并治法；

卷六包括辨太阴病、少阴病、厥阴病脉证并治；卷七为辨霍乱病脉证并治法、辨阴阳易差后劳复病脉证并治法，辨不可发汗、可发汗病脉证并治法；卷八为辨发汗后病脉证并治法、辨不可吐、辨可吐；卷九有辨不可下、可下病脉证并治；卷十为辨发汗吐下后病脉证并治法。卷首附有《图解运气图》1卷。

《注解伤寒论》引据张仲景之论，证之经典，旁牵众说，深得《伤寒论》之奥旨，启迪后学，为研习《伤寒论》的重要读本。

二、《伤寒明理论》

《伤寒明理论》，全书4卷，金代成无己著，约成书于金皇统四年（1144），刊行于金正隆三年戊寅（1158），是成无己继《注解伤寒论》后，进一步阐发《伤寒论》证、方的著作。

卷一至卷三，列《伤寒论》50个病证，从发热、恶寒始，至蓄血、劳复止，定体、分形、析证；对每种病证的含义、证候表现、病因病机、病位病性、分型、鉴别及治法等，同样引据《内经》《难经》等经典之理，加以详细辨析。如严器之序所说"若同而异者明之，似是而非者辨之"，"义理灿然"，为各种病证的鉴别诊断提供了有益参考，"使习医之流读其论而知其理，识其证而别其病，胸次了然而无惑"。此书被后世称为最早的伤寒"症状鉴别诊断学"。

卷四为《药方论》，对《伤寒论》常用方20首详解方义，论各方主治、配伍机制、功效、加减、适应证、禁忌等。成无己《药方论》序言，对制方之法做了综合阐述，提出七方、十剂为制方之体用，制方必本于气味。"制方之体，宣、通、补、泻、轻、重、涩、滑、燥、湿十剂是也。制方之用，大、小、缓、急、奇、偶、复七方是也。是以制方之体欲成七方之用者，必本于气味生成，而制方成焉。"病与药对，药与病宜，"处方之制，无逾是也"。成无己极为推崇《伤寒论》方，谓"惟张仲景方一部，最为众方之祖"，"医帙之中，特为枢要"。其以君臣佐使之义论配伍，以气味论功用，开后世方论之先河，将方剂学理论提升到了一个新的高度，为方剂学理论的发展做出了重要贡献。

具体而言，《伤寒明理论》卷一有18篇，分别是发热、恶寒、恶风、寒热、潮热、自汗、盗汗、头汗、手足汗、无汗、头痛、项强、头眩、胸胁满、心下满、腹满、少腹满、烦热。卷二亦为18篇，分别是虚烦、烦躁、懊侬、舌上胎、衄血、哕、咳、喘、呕吐、悸、渴、振、战慄、四逆、厥、郑声、谵语、短气。卷三为14篇，有摇头、瘛疭、不仁、直视、郁冒、动气、自利、筋惕肉瞤、热入血室、发黄、发狂、霍乱、蓄血、劳复。卷四为《药方论》，选方20首，分别是桂枝汤、麻黄汤、大青龙汤（附温粉方）、小青龙汤、大承气汤、大柴胡汤、小柴胡汤、栀子豉汤、瓜蒂散、大陷胸汤、半夏泻心汤、茵陈蒿汤、白虎汤、五苓散、理中丸、四逆汤、真武汤、建中汤、脾约丸、抵当汤。

三、《注解伤寒论》《伤寒明理论》撰著、刊刻与流传

《注解伤寒论》10卷、《伤寒明理论》3卷、《伤寒明理论药方论》1卷，其中《药方论》一般是附于《伤寒明理论》中，作为第四卷，二者合而为一书。成无己著作的撰著、刊刻与流传情况，钱超尘、李玉清有较为详尽的考证，在此约略引述之。成无己撰著《注解伤寒论》一书历时四十余年，王鼎后序说："此书乃宋国医成无己注解，四十余年方成，所谓完全之书也。"《注解伤寒论》撰著年代，后世多以严器之序的落款"时甲子中秋

日洛阳严器之序"为据,推断其成书年代约为金皇统四年甲子,即1144年。
李玉清据张金吾、钱大昕等藏书家对此书金刻本的有关记载考证,该书至
少在金天眷三年,即1140年以前已经完成。成无己被掳时,将手稿带入临
潢,严器之当时也一同被劫持,二人在临潢曾经见面,严器之为成无己的
书稿作序。金刻本《注解伤寒论》严器之序说:"昨天眷间,西楼解后(邂
逅)聊摄成公,议论该博,术业精通而有家学,注成《伤寒论》十卷,出
以示仆。"西楼是辽国上京,金灭辽后改为临潢府。天眷,金熙宗的年号,
在1138-1140年间。

　　王鼎赴临潢,见到了《注解伤寒论》手稿,对成无己表示希望将书稿
带回中原。其曰:"仆尝求此书,公云:未经进,不可传。"金朝廷曾告诫
成无己,此书未经批准不可外传,故王鼎与《注解伤寒论》手稿失之交臂。
后成无己去世前,将《伤寒明理论》与《方论》托付于中原人某氏(姓名
无可考),在金正隆三年于邢台刊刻出版。《注解伤寒论》一直存放于成无
己一乡人手中,后乡人被放归,将书稿带回,交给王鼎,其时距王鼎去临
潢已经有十七年了。"既归,又十七年,一乡人自临潢遇恩放还,首遗此
书,不觉惊叹。"(《注解伤寒论》王鼎后序)王鼎虽得到书稿,但终因经济
能力有限,并未能立即刊刻出版。12年后,王鼎已年过七旬,自忖晚景无
多,"仆是以日夜如负芒刺,食息不遑,遂于辛卯冬出谒故人,以干所费,
一出而就,何其幸也"。王鼎请故人出资相助,使该书终于得以付梓流传。

　　关于成无己著作版本的历代刊刻与流传,据钱超尘先生考证,《注解伤
寒论》最早刻本是王鼎刊刻的金刻本,于金大定十二年刊刻,后世的刻本
皆源于此本。这一刻本与邢台某氏刻印的《伤寒明理论》《方论》合刻本,
共两部,自北而南,流传于金代与南宋之间。南宋开禧元年(1205),张孝
忠将三书合为一集刊行于世,其跋云:"右《注解伤寒论》十卷、《伤寒明理
论》三卷、《论方》一卷,聊摄成无己之所作。自北而南,盖两集也。"自

张孝忠合刻本以后，到南宋景定二年（1261）。建安庆有余堂又依据张孝忠本进行第三次翻刻。"建安"为今福建建瓯，是当时的刻版重镇。至元代，元大德八年甲辰（1304），孝永堂再次翻刻《注解伤寒论》。《注解伤寒论》在后世经过多次刊刻，有明正德四年己巳（1509）熊宗立刻本、嘉靖二十四年乙巳（1545）汪济川刻本、万历二十六年戊戌（1598）吴勉学刻本、万历二十七年己亥（1599）赵开美刻本等。元刻本后又传入日本，日本跻寿馆在日本天保六年（1835，中国清代道光年间）据之重新摹刻，称为"天保本"。日本天保本刻印极为精良，是研究成无己《注解伤寒论》的重要版本。另有清同治九年庚午（1870）常都双白燕堂陆氏刊本，附《伤寒明理论》四卷；及清光绪六年庚辰（1880）扫叶山房刊本，附《伤寒明理论》四卷等较好的版本。

成无己的《注解伤寒论》注本，为明清之际最常用的《伤寒论》范本。《伤寒论》原书文字古奥，词义艰深，读者理解起来非常困难。因而，《注解伤寒论》比林亿校对的《伤寒论》白文本更普遍受到大众的欢迎，自其刊行后，林校本在民间就越来越难以见到。明万历年间，著名藏书家赵开美辑刻《仲景全书》，其序中提到林校本"书肆间绝不可得"。清初伤寒家喻昌也说："今世传仲景《伤寒论》，乃宋秘阁臣林亿所校正，宋人成无己所诠注之书也。"至清代编撰《四库全书》时，所著录者即为成无己《注解伤寒论》。由于林校本《伤寒论》难得见到，明清诸家研究与注释《伤寒论》多以成注本为依据。明清之际，围绕《注解伤寒论》篇章条文编次顺序的争鸣，形成了研究《伤寒论》的两大派系，即错简重订派与维护旧论派。前者主要有方有执、喻昌、钱潢等，认为《辨脉法》《平脉法》与《伤寒例》为王叔和所作，《注解伤寒论》将王叔和所作与张仲景原文混为一谈，因而主张重新厘定编次；后者以张卿子、张志聪、张锡驹、陈修园等人为代表，则认为此书"条绪井井，原系本文，非叔和所能编次"，条理贯通，并无错简。

成无己

学术思想

一、学术渊源 🕊

　　成无己虽为儒医世家，但其师承已无可考，惟有从其著作《注解伤寒论》《伤寒明理论》中可以窥见一二。"以经释论"是其注解与研究《伤寒论》的主要特点，书中引用的典籍很多，有宋以前医学文献，如《素问》《灵枢》《难经》《脉要》《伤寒论》《金匮要略》《金匮玉函经》《脉经》《针灸甲乙经》《诸病源候论》《备急千金要方》《千金宝要》《外台秘要》《正理论》（即《正理伤寒论》，作者佚名，已亡佚）；北宋当代医学文献，有宋徽宗《圣济经》，唐慎微《证类本草》；以及儒家经典《论语》和《易经》；并引用"王冰曰"一条，"华佗曰"一条。成无己注解《伤寒论》所引用的文献，几乎把当时能见到的医学典籍搜罗殆尽，可以说，这些经典正是成无己学术思想的渊源所在，也充分体现了其遵循张仲景"勤求古训，博采众方"撰著《伤寒论》的思想方法。

（一）理遵《灵》《素》，溯本求源

　　张仲景在《伤寒论》序中说，其著书"勤求古训，博采众方"，运用了《素问》《九卷》《八十一难》《阴阳大论》《胎胪药录》等古代经典著成此书。成无己《注解伤寒论》也充分引用了《素问》《灵枢》的理论，与《伤寒论》的平脉辨证相互融会贯通，彼此发明，互相印证，较好地体现了《伤寒论》与《内经》的渊源关系，亦表明其在《内经》学术研究上的高深造诣。

　　成无己引用《内经》的文献最多，从病因病机、辨证论治、遣药用方等各个角度对《伤寒论》条文进行全面注解，充分运用了《内经》的有关思想，深入地阐明了《伤寒论》学理，其引用《素问》多称"《内经》曰"，

《灵枢》则称"《针经》曰"。据统计,《注解伤寒论》《伤寒明理论》两部著作,引用《素问》《灵枢》之文多达250余处;除去重复,引用《内经》原文约150余条,多数出自《素问》,引自《灵枢》的比较少。引用《素问》的有关篇章也比较多,从第一篇《上古天真论》始,到《四气调神大论》《生气通天论》《阴阳应象大论》,到第八十一篇《方盛衰论》,约引用了42篇的内容。包括阴阳五行、藏象经络、气血津液、病证脉象、病因病机、治则治法、预后等,极为全面。其中引文较多的,有《至真要大论》35条,《阴阳应象大论》13条,《脉要精微论》10条,《生气通天论》8条,《宣明五气》7条,《脏气法时论》5条。

1. 以《内经》之理详述伤寒病因病机

成无己广泛引用《内经》之论,阐述伤寒的病因病机。如《伤寒例》"凡伤于寒,则为病热,热虽甚,不死"一条,注释中分别引用了《素问》《灵枢》两书之文予以说明。其云:"《内经》曰:风寒客于人,使人毫毛毕直,皮肤闭而为热。"这条引文出自《素问·玉机真脏论》,原文主要论述风寒之邪侵犯为病的特点和治疗方法。依据这一理论,风寒之邪侵犯肌表,腠理密闭,因而发热,故成无己用以说明"伤寒为病热"。其后又引《灵枢》之论,如"《针经》曰:多热者易已,多寒者难已"。此文出自《灵枢·论痛》,成无己引此文论证伤寒病发热,热者易为好转,故"是热虽甚不死"。又如,小柴胡汤证"默默"一证,成无己释其义云:"默默,静也。"谓邪若在表,表现为呻吟不安;邪若在里,则见烦闷而乱。《内经》曰:阳入之阴则静。"此文出自《素问·宣明五气》关于五邪所乱的部分,成无己用以说明本证默默而静,为邪从表入里,非在表,亦非在里,而是在半表半里,正在"表里之间也"。

成无己也很重视脉象对病因病机的反映,主要引用《素问·脉要精微论》条文。如《辨脉法》中"其脉沉者,荣气微也"一条,其释曰:"《内经》云：脉者，血之府也。脉实则血实，脉虚则血虚，此其常也。"引文即出自《素问·脉要精微论》，以此为依据，从脉之虚实判断血之虚实，而得出"脉沉者，知荣血内微也"的结论。又如《辨脉法》中"脉浮而洪，身汗如油，喘而不休，水浆不下，形体不仁，乍静乍乱，此为命绝也"一条，成无己注释认为，本病不可治，是由于邪气胜于正气。如"《内经》曰：大则邪至。又曰：大则病进。""大则邪至"，出自《离合真邪论》；"大则病进"，出自《脉要精微论》。进而分析病证，脉浮洪是邪气胜，身汗而喘为正气脱，水浆不下是胃气尽，形体不仁则为荣卫绝。又引《灵枢》之论，"《针经》曰：荣卫不行，故为不仁"。乍静乍乱表明正与邪争，正负而邪胜。"正气已脱，胃气又尽，荣卫俱绝，邪气独胜，故曰命绝也。"其引用《内经》三篇条文，对每个证的原理进行详解，充分说明了命绝的病机。

2. 以《内经》之法解析伤寒治则治法

有关伤寒治则治法的条文注释，引文多出自《阴阳应象大论》。如太阳病湿痹，其候有小便不利，大便反快；本病治疗方法，原条文说"但当利其小便"。成无己则引《素问·阴阳应象大论》"湿胜则濡泄"的论断，解释其病机与治法。如"《内经》曰：湿胜则濡泄。小便不利，大便反快者，湿气内胜也。但当利其小便，以宣泄腹中湿气"。又如，太阳病"脉浮者，病在表，可发汗，宜麻黄汤"一条，成无己释发汗的治法说："《内经》曰：其在皮者，汗而发之。"引文亦出自《素问·阴阳应象大论》。再如，辨可吐，"宿食在上脘者，当吐之"。注释谓宿食在中下脘宜下，在上脘当吐。如"《内经》曰：其高者因而越之，其下者引而竭之"。本条引文亦出自《素问·阴阳应象大论》。引自本篇的还有，如"治病必先求其本"，"善治者治皮毛，其次治肌肤，其次治筋脉，其次治六腑，其次治五脏"等。

3. 以《内经》之义阐释伤寒组方用药思想

在伤寒方药的注释方面，成无己多引用《素问·至真要大论》有关用药气味的运用法则。《素问·至真要大论》是运气七篇大论之一，讨论了诸气在泉，六淫所胜，而出现的不同病证，并提出根据邪气性质选用药物气味的原则。成无己引用这些原文，用以说明《伤寒论》各方的组方思想。如少阴病四逆之证用四逆散方一条，四逆散用药有炙甘草、枳实、柴胡、芍药。四逆散证的病机，成无己解释为邪至少阴，邪热渐深，四逆散的作用是散传阴分之热。四逆散方的方义："《内经》曰：热淫于内，佐以甘苦，以酸收之，以苦发之。枳实、甘草之甘苦，以泄里热；芍药之酸，以收阴气；柴胡之苦，以发表热。"这里的"《内经》曰"，就出自《素问·至真要大论》，诸药的气味配伍符合"热淫于内"的用药原则。又如，少阴病之麻黄附子细辛汤证，少阴病始得，见证有发热、脉沉。成无己解释其病机为"发热者，邪在表也。虽脉沉，以始得，则邪气未深"，故当用温剂发汗以散之。此方用药有麻黄、细辛、附子，"《内经》曰：寒淫于内，治以甘热，佐以苦辛，以辛润之。麻黄之甘，以解少阴之寒；细辛、附子之辛，以温少阴之经。"所引"寒淫于内"，亦为《素问·至真要大论》的原文，用以说明气味配伍的意义。其余如"燥淫于内""湿淫于内""风淫于内"，及"热淫所胜""寒淫所胜""风淫所胜""燥淫所胜""湿淫所胜"等，均有所引用。

成无己也很重视针对脏腑选择药物气味，引文多出自《素问·宣明五气》和《素问·脏气法时论》。如小青龙汤证，"伤寒表不解，心下有水气"一条，谓其病机是"水寒相搏，肺寒气逆"。成无己引《灵枢·邪气脏腑病形》释云："《针经》曰：形寒饮冷则伤肺。"小青龙汤以麻黄、桂枝、甘草三味辛甘之药发散表邪。释云："水停心下而不行，则肾气燥，《内经》曰：肾苦燥，急食辛以润之。"干姜、细辛、半夏之辛味，可以行水气，润肾燥。释云："咳逆而喘，则肺气逆，《内经》曰：肺欲收，急食酸以收之。"芍药、五味子之酸味，可以收逆气而安肺。注文所言"肾苦燥"与"肺欲收"，皆出自《素问·脏气法时论》。《伤寒明理药方论》理中丸方，解释君药人参的作用，云："人参味甘温。《内经》曰：脾欲缓，急食甘以缓之。缓中益脾必以甘为主，是以人参为君。"此处所引《内经》之论，出自《素问·脏气法时论》。对臣药白术的作用，释云："白术味甘温。《内经》曰：脾恶湿，甘胜湿。温中胜湿必以甘为助，是以白术为臣。"此处引《内经》之论，出自《素问·宣明五气》。

成无己对《内经》的引用，主要目的是说明《伤寒论》条文的机制、用方治法的原理。因《伤寒论》自身的临床属性，使其在经典的运用上，更多关注与临床关系密切的内容。成无己一方面充分阐述了《伤寒论》条文的理论依据，另一方面也使《内经》的理论能够落实于医疗实践之中，发展了《内经》学理，达到经与论之间、理论与临证之间的紧密结合，使后人明理识证，学有源流。

（二）法循仲景，究旨穷经

成无己在《注解伤寒论》中，除引用《内经》之论以外，还大量引用张仲景原文以自证。其引《伤寒论》条文约97处，《金匮要略》约36处，《金匮玉函经》11处；《伤寒明理论》引《伤寒论》条文约94处，《金匮要略》约10处，合计引用张仲景原文约248处。引文中的《伤寒论》条文一般称"经曰"。这些引文充分说明其对张仲景学术的精深研究，其对张仲景学术的发展，是在充分继承基础上的发展，可以认为张仲景学术为成无己医学思想的一个重要渊源。

如阳明病篇，脾约一条："太阳阳明者，脾约是也。"注解中引《伤寒论》阳明病篇小承气汤证条文，说明脾约的证治。其云："经曰：太阳病，若吐、若下、若发汗后，微烦，小便数，大便因硬者，与小承气汤，即是太阳阳明脾约病也。"所引小承气汤证条文原文为："太阳病，若吐、若下、若发汗，微烦，小便数，大便因硬者，与小承气汤和之愈。"本条成无己注解云："小便数，大便因硬者，其脾为约也。"引用原文与注解互相印证。《伤寒明理论》阐述伤寒 50 证，其中更多引《伤寒论》原文之处。如潮热一证，"经曰""又曰"共 4 处。其论阳明潮热，邪气入胃而不复传，引用了《伤寒论》阳明病篇条文："经曰：阳明居中土也，万物所归，无所复传。"其后，论证阳明潮热为实热可下，又引太阳病中篇条文："经曰：潮热者，实也。又曰：潮热者，此外欲解也，可攻其里。又曰：其热不潮，未可与承气汤。""经曰"即指《伤寒论》原文："伤寒十三日不解，胸胁满而呕，日晡所发潮热……潮热者，实也。"后二"又曰"，皆出自一条原文，即"阳明病脉迟，虽汗出，不恶寒者，其身必重，短气腹满而喘，有潮热者，此外欲解，可攻里也……若汗多微发热恶寒者，外未解也，其热不潮，未可与承气汤"。《伤寒明理论》论"潮热"，全文仅 350 字左右，而引用 4 条《伤寒论》原文说明此证的机制，充分体现了成无己严谨求实的学术精神。

《注解伤寒论》也多处引用《金匮要略》之论。如痉湿暍篇有"湿家下之，额上汗出，微喘，小便利者死，若下利不止者亦死"一条，注解说发汗则愈，并引《金匮要略》条文，提出可用麻黄加术汤发汗。如"《金匮要略》曰：湿家身烦疼，可与麻黄加术四两，发其汗为宜。"本条引文出自《金匮要略·痉湿暍病脉证》。原文为："湿家身烦疼，可与麻黄加术汤发其汗为宜。"下文麻黄加术汤方，白术用量为四两。这一注解，用《金匮要略》补充了《伤寒论》这一条无治法用方的缺憾。

《注解伤寒论》又引张仲景《金匮玉函经》11 处。如《伤寒例》所论"况桂枝下咽，阳盛则毙；承气入胃，阴盛以亡"一条，注解指出桂枝汤为发汗药，承气汤为下药，引《金匮玉函经》之论，说明不当发汗而强与发汗，则劫夺津液，令人枯槁而死；不当下而强与泄下，则令人洞泄而死。其云："《金匮玉函》曰：不当汗而强与汗之者，令人夺其津液，枯槁而死；不当下而强与下之者，令人开肠洞泄，便溺不禁而死。"这一条引文出自

《金匮玉函经》第一卷《证治总例》，原文为："仲景曰：不须汗而强与汗之者，夺其津液，令人枯竭而死……又不须下而强与下之者，令人开肠洞泄，便溺不禁而死。"引文与原文基本一致。

（三）引据叔和，详论脉证

《注解伤寒论》引用王叔和《脉经》文约18处，《伤寒明理论》2处，共约20处。引用目的主要用于说明病机与预后，有10处集中出现在《辨脉法》《平脉法》和《伤寒例》中。如《辨脉法》所论"寸口脉浮而紧，浮则为风，紧则为寒。风则伤卫，寒则伤荣"一条，注释曰："《脉经》云：风伤阳，寒伤阴。卫为阳，荣为阴，风为阳，寒为阴，各从其类而伤也。""风伤阳，寒伤阴"，出自《脉经·辨脉阴阳大法》。风与卫皆属阳，寒与荣皆属阴，风伤卫、寒伤荣皆为从其类而伤。阳明病篇中阳明少阳合病下利一条的原条文说："脉滑而数者，有宿食也，当下之，宜大承气汤。"成无己两处引《脉经》进行注解。其云："《脉经》曰：脉滑者，为病食也。又曰：滑数则胃气实。"谓下利之脉应当为"微厥"，而脉见滑数，是胃中有宿食，故当以大承气汤下之，以除宿食。其中，"脉滑者，为病食也"，出自《脉经·迟疾短长杂脉法》："脉来疾者，为风也；脉来滑者，为病食也。""滑数则胃气实"，出自《脉经·病可水证》："寸口脉洪而大，数而滑，洪大则荣气长，滑数则胃气实。"

（四）宗于《难经》，辨证析脉

《注解伤寒论》引用《难经》条文17处，主要是关于病证与脉象的部分。如《十六难》的肝内证、心内证、肺内证、肾内证，《二十难》《五十九难》的癫、狂，《二十二难》的筋急，《三十七难》的关格，《六十难》的厥头痛，以及《五十八难》的伤寒之脉、中风之脉等。其所引用者，也主要是与临证关系较为密切的内容。

《伤寒论》不可发汗篇，有关动气的条文释义，较为集中地引用了

《十六难》的内容。如"动气在右，不可发汗"一条，释云："《难经》曰：肺内证，脐右有动气，按之牢若痛。肺气不治，正气内虚，气动于脐之右也。"据《十六难》文，指出动气在右属于肺内证，是肺气不治的表现，若"发汗则动肺气"，气虚不能摄血，血随气溢，则出于鼻而为衄。又如"动气在上，不可发汗"一条，释云："《难经》曰：心内证，脐上有动气，按之牢若痛。心气不治，正气内虚，气动于脐之上也。"动气在上属于心内证，是心气不治的表现，若"发汗亡阳，则愈损心气"，肾乘虚而上犯凌心，故气上冲于心端。从注文中可知，此上冲之气是为肾气无疑。

又如，《伤寒例》所论"阳脉浮滑，阴脉濡弱者，更遇于风，变为风温"一条，注释云："《难经》曰：中风之脉，阳浮而滑，阴濡而弱。"《五十八难》论伤寒有五，有中风、伤寒、湿温、热病、温病，阐述了每病的脉象特点。所描述的中风之脉，脉象特点为阳浮滑、阴濡弱。因而，成无己据此说明此脉病机是"风来乘热"，而变为风温。从《伤寒例》本条与《难经》引文内容的相似程度看，若《伤寒例》确为王叔和所作，这一条似亦应依据于《五十八难》。

（五）通今博古，遍及群经

成无己在著作中，还引用了很多其他经典文献。如《针灸甲乙经》《诸病源候论》《备急千金要方》《外台秘要》《正理伤寒论》《圣济经》《证类本草》《易经》《论语》等，充分表明其以经为师，通今博古、遍览群经的深厚学养。

对少阳病提纲"少阳之为病，口苦、咽干、目眩也"一条的注释，成无己引用了《针灸甲乙经》之论。其云"《甲乙经》曰：胆者中精之府，五脏取决于胆，咽为之使"，意在说明咽干的机制。《辨脉法》所论"脉浮而大，心下反硬，有热属脏者，攻之，不令发汗"一条，注释引《诸病源候论》说明此热属热毒气乘心，为实热，应与下法。其云"《病源》曰：热毒气乘心，心下痞满，此为有实，宜速下之"，引《千金要方》释《伤寒例》中"凡伤寒之病，多从风寒得之"一条。其云"《千金》曰：夫伤寒病者，起自风寒，入于腠理，与精气分争，荣卫偏隔，周身不通而病"，出自《千金要方》卷九《伤寒方》。《辨脉法》注解中，又引《正理论》一条。《正理论》即《正理伤寒论》，宋以前的伤寒著作，作者无可考，惜今已亡佚。成无己释"脉绵绵如泻漆之绝者，亡其血也"一条，谓"《正理论》曰：天枢开发，精移气变，阴阳交会，胃和脉生，脉复生也。"以此为据，解释脉的阴阳交会，脉之前为阳气，之后为阴气。脉来前大后细，为阳气有余阴气不足，是以知其主亡血。

成无己也引用了部分北宋当代文献。如注释赤石脂禹余粮汤，主治下利不止，利在下焦，引宋徽宗《圣济经》："《圣济经》曰：滑则气脱，欲其收也。"赤石脂禹余粮汤为收涩之剂，主治下焦不约，开肠洞泄、便溺遗失之证。其后方注云："《本草》云涩可去脱，石脂之涩以收敛之；重可去怯，余粮之重以镇固。"其中"涩可去脱""重可去怯"文，引自唐慎微《证类本草》。

《注解伤寒论》还引用了儒家经典，《论语》一条，《易》一条。如阳明病郑声，注曰："郑声者，郑音不正也。《论语》云：恶郑声之乱雅乐。"《辨脉法》论寸口脉浮紧一条："寸口脉浮而紧，浮则为风，紧则为寒。风则伤卫，寒则伤荣，荣卫俱病，骨节烦疼。"注曰："《脉经》云：风伤阳，寒伤阴。卫为阳，荣为阴；风为阳，寒为阴，各从其类而伤也。《易》曰：水流湿，火就燥者是矣。"水流湿，火就燥，阳邪主伤阳位，阴邪主伤阴位，各从其类。成无己在此，以《易》理辅证《脉经》，解释"风则伤卫，寒则伤荣"。

二、学术特色

（一）阐发太阳病机制

1. 太阳病纲要

（1）论太阳病性质

《伤寒论》太阳病篇开篇即云："太阳之为病，脉浮，头项强痛而恶寒。"本条文为太阳病提纲，"提纲"的说法，最早应见于柯琴《伤寒来苏集》。其中，《伤寒论注·太阳脉证》注云："仲景作论大法，六经各立病机一条，提揭一经纲领，必择本经至当之脉证表章之……后凡言太阳病者，必据此条脉证。"成无己对六经病条文并未提到"提纲"的说法，而是分析了诸病的病位和性质。注解中引《伤寒例》条文，"经曰：尺寸俱浮者，太阳受病"，说明脉浮是太阳病的脉象特点。又说"太阳主表，为诸阳主气"，应源于《内经》。《素问·热论》岐伯说："巨阳者，诸阳之属也。其脉连于风府，故为诸阳主气也。"又说："伤寒一日，巨阳受之，故头项痛，腰脊强。"联系注解下文所云"头项强痛而恶寒者，太阳表病也"，可以推测成无己本条注解所云太阳，应该有太阳经的意思。故按其注，太阳病为太阳受病，病位在表，为表病，表现为循经所过之头项部强痛。

（2）论太阳病传变

太阳病传变，《伤寒论》原文说"伤寒一日，太阳受之"，若脉静为不传，若欲吐、躁烦、脉数急为传。成无己注解主要依据这些表现，阐明了传与不传的机制，以及传变与否，邪气所在的病位。其云伤寒一日为太阳受邪，"至二日当传阳明"，若脉静，表明"脉气微"，不符合阳明病脉象特点，因而为不传。若欲吐，则说明"胃经受邪"。寒邪入里化热，可见躁烦、脉数急，是"为太阳寒邪变热，传于阳明也"。若伤寒二三日后，仍然不见阳明证和少阳证，则为不传，"知邪止在太阳经中也"，即邪气仍然留驻于太阳经。

（3）论太阳病愈期

关于太阳病愈期，《伤寒论》原文共有4条，分别从发热恶寒、头痛、欲解时和发汗解后表现等方面进行说明。成无己则主要从数与时日的角度，对太阳病愈期作了注解。《伤寒论》原文说病有发热恶寒与无热恶寒，前者发于阳，七日愈；后者发于阴，六日愈，"以阳数七，阴数六故也"。成无己用河图的生成数解释其理，发热恶寒是寒伤阳，无热恶寒是寒伤阴，"阳法火，阴法水，火成数七，水成数六"。河图的生成数与五行水火的对应关系，天一生水，地六成之；地二生火，天七成之。一、六为水数，生数一，成数六；二、七为火数，生数二，成数七。病发于阳、发于阴，皆合于各自的成数，故"阳病七日愈者，火数足也；阴病六日愈者，水数足也"。对"头痛至七日以上自愈"的原理，成无己从传经的角度予以解释，伤寒一日传一经，一日至六日传遍三阳三阴经，传经已尽，故"至七日当愈"。对"风家，表解而不了了者，十二日愈"一条，成无己亦从传经角度说明，"表解而不了了"，意指"发汗解后未全快畅"，一日至六日传遍六经，经十二日，两个传经过程，"大邪皆去，六经悉和则愈"。

"太阳病欲解时，从巳至未上"一条，注解说"六经各以三时为解"，欲解时太阳病为巳午未三时，阳明病为申酉戌三时，少阳病为寅卯辰三时，太阴病为亥子丑三时，少阴病为子丑寅三时，厥阴病为丑寅卯三时。"巳为正阳，则阳气得以复也。"巳在一年中为孟夏之月，在一天为上午9点到11点之间，巳配乾卦，乾为纯阳之卦，这个时段正是阳气上升，阴阳交接之时，其后阳气来复，阴气逐渐衰少。注解引《内经》之论："《内经》曰：阳中之太阳，通于夏气。"说明巳午未是"太阳乘王"之时，阳气最盛。天人相应，人身阳气在巳午未三时亦最为旺盛，"阳气得以复也，始于太阳，终于厥阴"。阳气行于六经，从太阳经始，终于厥阴经，三时太阳经气旺盛，阳气得复，故其病欲解。

（4）风寒中伤荣卫说

成无己在伤寒机制的阐释中，极为重视卫气与荣气（《注解伤寒论》"营"皆作"荣"，故本文遵照原著用字），荣卫往往并提；将二者的作用、机制进行对照分析，指出荣卫既是气血，又反映病位，也表示病性。关于卫气与荣气的功能，对《辨脉法》之论，成无己引《灵枢》予以注释，"《针经》云：卫气者，所以温分肉、充皮毛、肥腠理、司开合者也"。若卫气和调舒展，"则颜色光润、声清、毛泽矣"。荣气可以荣养骨髓，充实肌肉，濡养筋络，滑利关节，若荣气和调，荣血充盈，"则骨正髓生，肌肉紧硬矣"。荣卫二气相抱，阴阳调和，刚柔相得，"是为强壮"。"脾胃为荣卫之根"，卫气与荣气皆为水谷精微所化，故成无己释云："荣者，水谷之精气也；卫者，水谷之悍气也。"荣气行于脉中，卫气行于脉外，"荣卫与脉相随，上下应四时，不失其常度"。

荣卫皆依经脉而循行，外邪伤人，必先伤经脉，故亦必先伤荣卫。成无己将邪气分为内外八邪，伤于外者为风寒暑湿，伤于内者为饥饱劳逸，其云："为诸经脉作病者，必由风寒暑湿伤于荣卫，客于阴阳之中。"（《平脉法》）或卫强荣弱，或荣强卫弱，最终使荣卫不相和谐；或荣卫俱损，"不能相将而行"，而出现一系列病变。

卫气属阳，荣血属阴，在太阳病机制上，成无己引《脉经》"风伤阳，寒伤阴"之论，说明风为阳邪，故伤卫阳；寒为阴邪，故伤荣阴；风寒之邪伤于卫、荣，是各从其类而伤。太阳病篇中有太阳中风，见发热、汗出、恶风、脉缓一条，注解中充分说明了太阳中风的病机。成无己将太阳中风称为"卫中风"，风伤卫，卫病，不能卫固肌表，而致皮腠疏松，故见汗出而恶风。卫病与荣病皆可见发热，而荣病发热特点是"无汗，不恶风而恶寒"，卫病发热特点是"汗出，不恶寒而恶风"。伤风之脉缓，是因为"风性解缓"；伤寒则见紧脉，是因为"寒性劲急"。而注释太阳伤寒，"或已发热，或未发热，必恶寒，体痛，呕逆，脉阴阳俱紧"一条，则主要分析了太阳伤寒的病机，仍以荣卫相比较而论。在发热的表现上，风为阳邪，风伤卫即见发热，其热速；而伤寒发热，机制是"寒气客于经中，阳经怫结而成热"，其热为寒邪郁而化热，其热迟，故谓"或已发热，或未发热"。中风者卫虚，故恶风；伤寒者荣虚，故恶寒。成无己在此两条中，将风伤卫与寒伤营的机理，分述得完整而清晰。

虽然成无己将太阳病恶风断为风伤卫，将恶寒判为寒伤荣，将二者分析而论，但荣卫相依不相离，往往一损俱损，出现荣卫不谐。如其他一些条文的注释中，也有风伤卫见恶寒者。如《辨脉法》论风邪伤卫，成无己释云："气并则无血，血并则无气。"风邪与卫气相搏，故证见发热；卫胜则荣虚，虚则为寒，故"风并于卫者，发热、恶寒之证具矣"。太阳中风桂枝汤证，见汗出，"啬啬恶寒，淅淅恶风，翕翕发热"，成无己释云："风并于卫，则卫实而荣虚。"荣虚则恶寒，风伤卫既可见恶风，也可见恶寒。荣卫不谐又称荣卫不和，有卫强荣弱，有荣强卫弱，也有二者之一病一不病的。如前所云太阳中风桂枝汤证，卫实而荣虚，即卫强荣弱之荣卫不和。太阳病自汗出，"此为荣气和。荣气和者，外不谐，以卫气不共荣气和谐故尔"一条，成无己将"荣气和"解释为"卫受风邪而荣不病"。风邪客于卫表，卫气不能与荣气和谐，是卫病而荣不病，故"与桂枝汤解散风邪、调和荣卫则愈"。又如，太阳病麻黄汤证，见头痛发热、身疼腰痛、骨节疼痛、恶风、无汗而喘者。成无己注解谓此证为寒邪在表伤荣，恶风、无汗而喘，表明荣实而卫虚，其余诸证是寒邪使太阳经荣血不利的表现。此证为荣气不和之荣强卫弱，故与麻黄汤发汗。

风寒两伤荣卫，主要见于大青龙汤证。此证为太阳中风，脉见浮紧，成无己从脉辨证，以浮为风，紧为寒，风伤卫，寒伤荣。伤风者荣弱卫强，伤寒者荣强卫弱，而此证为风寒两伤，故荣卫俱实，而见"不汗出而烦躁也"。故以大青龙汤除荣卫风寒。

（5）辨太阳温病

对太阳温病"太阳病，发热而渴，不恶寒者，为温病"一条，成无己注解认为，但从病证表现"发热而渴不恶寒"判断，应属于阳明病。但此条病变部位在太阳，"太阳受邪"，即非阳明病，又不恶寒，还见口渴，因而说"知为温病，非伤寒也"。其证为积温成热所致。

关于风温误治一条，误汗者，证见"发汗已，身灼热"。成无己注解认为，如果是太阳伤寒，发汗后必然热退身凉；若发汗已，灼热尚不退，"非伤寒，为风温也"。风温相合，卫受邪，故见脉阴阳俱浮；肌表失于固摄，故自汗出。温邪伤及卫气，卫气不足，故见身重、多眠睡，成无己称之为"气昏"，并非是正常睡眠，属于昏睡的状态。风温外袭，气机壅塞而不通畅，故鼻息必鼾，语言难出。关于误下者，"若被下者，小便不利，直视，失溲"，成无己谓下者伤及太阳膀胱经气，引《素问·宣明五气》之论："膀胱不利为癃，不约为遗溺。"这说明此小便不利即癃，是膀胱经气不利所导致；若失溲则为膀胱失约。又引《素问·三部九候论》"戴眼者，太阳已绝"，论证"直视"应为戴眼。太阳膀胱之脉起于目内眦，直视是太阳经气已绝的表现。小便不利、直视、失溲的病机，为下后耗竭津液，膀胱脏气受损，风温外胜，为难治。若被误火，而致发黄、惊痫、瘛疭者，是"火助风温成热"，轻者热瘀发黄，重者热甚生风，故可见惊痫而时发瘛疭。"一逆尚引日，再逆促命期"，若第一次用火熏之为一逆，若以火熏二次，则为再逆。一逆尚可迁延时日，若再逆则必致危殆。

2. 太阳病本证

（1）太阳病经证

①太阳中风证

太阳中风，成无己将其划分为表虚与表实二证，《辨痉湿暍脉证》篇提到"太阳病，发热无汗，为表实"，太阳中风表实证主要表现为发热无汗，并"不当恶寒"；"太阳病，发热汗出为表虚"，太阳中风表虚证主要表现为发热汗出，并"当恶寒"，二证同时出现在太阳病篇葛根汤证的注解中。葛根汤证表现有项背强几几、无汗恶风，注解将太阳病汗出恶风的病机释为中风表虚，本条无汗恶风则为中风表实："太阳病，项背强几几，汗出恶风者，中风表虚也；项背强几几，无汗恶风者，中风表实也。"表虚应予桂枝汤解肌，表实宜与葛根汤发汗。并在葛根汤的方解中着重提到了麻黄与葛根的作用，引《证类本草》说明二药是针对表实。其云：《本草》云：轻可去实，麻黄、葛根之属是也。此以中风表实，故加二物于桂枝汤中也。""轻可去实，麻黄、葛根之属是也"，出自《证类本草》卷一《上合药分剂料理法则》，《证类本草》是引自北齐徐之才的《药对》。葛根汤的组成，是桂枝汤加麻黄、葛根。太阳中风表虚证，主要表现是汗出恶风；中风表实证，主要表现是无汗恶风。如桂枝加葛根汤证，主治太阳病项背强几几、汗出恶风，可以与葛根汤证相互印证，二者病证表现都有"项背强几几"，前者汗出恶风，后者无汗恶风。桂枝加葛根汤证注解说到："项背几几者，当无汗，反汗出恶风者，中风表虚也，与桂枝汤以和表，加麻黄、葛根以祛风。"注解又以葛根汤证为例，谓此二汤药味相同；汪济川本桂枝加葛根汤方记载在《辨发汗吐下后病脉证并治法》篇，药物组成与葛根汤相同；成无己指出，桂枝加葛根汤证为汗出恶风，为表虚，麻黄应当用于表实无汗者，故桂枝加葛根汤中不应加麻黄。"其无汗者，当用麻黄，今曰汗出，恐不加麻黄，但加葛根也。"注解表明葛根主要在祛风，麻黄主要在解表实，阳明病篇"阳明病脉浮，无汗而喘"，以麻黄汤发汗一条，注解说到："阳明伤寒表实，脉浮，无汗而喘也，与麻黄汤以发汗。"亦从表实解释病机，可以作为麻黄解表实的另一注脚。

桂枝汤证

成无己论桂枝汤证治，主要从其证之病机，和桂枝汤针对相应病机所起的作用而论。桂枝汤证主要由风邪伤卫所致，成无己称为"卫中风"，风邪在表，为表虚证；病机主要有荣弱卫强、卫气不和，二者均属于荣卫不和，又称荣卫不谐。桂枝汤的作用，在成无己注解中，有调和荣卫、解散风邪、解肌、攻表、解外、和表、救表等几种说法。

"太阳中风，阳浮而阴弱"一条，注解谓脉阳浮阴弱分别是卫中风、荣气弱的表现，发热汗出是由于风并于卫，"卫实而荣虚"，并引太阳病篇张仲景原文"太阳病，发热汗出者，此为荣弱卫强"予以佐证。"荣虚则恶寒"，荣虚即荣弱（成无己往往"虚"与"弱"并用，二者应为同义），本证为荣弱卫强，卫强本不应恶风，注解解释为自汗出而皮肤缓，腠理疏松，不能固密，因而出现恶风。鼻鸣干呕是由于"风拥而气逆"，即风邪壅遏而使卫气上逆；桂枝汤的作用是"和荣卫而散风邪"。另一条文"太阳病，下之后，其气上冲者，可与桂枝汤"，注解说气上冲是气逆上面与邪争，"邪仍在表，故当复与桂枝汤解外"，同样见卫气上逆，可以互为参照。

荣卫不和的另一种形式，是荣气和而卫气不和。如"病常自汗出者，此为荣气和，荣气和者外不谐"一条，注解释为"卫受风邪而荣不病"，卫有邪客，不能与荣气和谐，故需以桂枝汤"解散风邪，调和荣卫"。卫气不和又见于太阳病"病人脏无他病，时发热，自汗出而不愈者，此卫气不和也"一条，注解说"卫气不和，表病也"，故与桂枝汤发汗则愈。

桂枝汤调和荣卫、解散风邪、解外的作用前文已述及，另有解肌、攻表、和表等表述。如桂枝加葛根汤证"太阳病，项背强几几，反汗出恶风"

一条，注解说到项背几几应当无汗，"反汗出恶风者，中风表虚也，与桂枝汤以和表。"与前诸条相比照，"和表"与调和荣卫应属同一义。攻表，见于"太阳病，下之后，其气上冲者，可与桂枝汤"一条，条文之后又云："若不上冲者，不可与之。"注解说到气上冲者与桂枝汤解外，气不上冲，是"邪气已传里也，故不可更与桂枝汤攻表。"这里"攻表"与"解外"似应为同一义，指解散风邪。

解肌，见于太阳病篇"桂枝本为解肌，若其人脉浮紧，发热汗不出者，不可与也"一条。成无己注解中并未解释"解肌"的含义，只说明"脉浮，发热，汗出恶风者，中风也，可与桂枝汤解肌"。《注解伤寒论》提到"解肌"共有5处，均未作明确解释，解肌的释义主要体现在《伤寒明理论·药方论》桂枝汤方方论中。桂枝汤方论开篇即引上述"桂枝本为解肌"条文。如"经曰：桂枝本为解肌，若其人脉浮紧，发热汗不出者，不可与也"。指出桂枝汤为主治太阳中风专方，对寒邪所胜，荣卫邪实，腠理致密的太阳伤寒证不能胜任，只适合于"皮肤疏凑，又自汗，风邪干于卫气者"。其发散作用比麻黄汤较轻、较弱，"仲景以解肌为轻，以发汗为重"，桂枝汤解肌，作用弱；麻黄汤发汗，作用强，"是以发汗吐下后身疼不休者，必与桂枝汤。"发汗吐下后津液受损，不可过于发汗，"虽有表邪而止可解肌，故须桂枝汤小和之也"。这一解释可从《伤寒论》太阳病有关条文得到印证，如"伤寒医下之，续得下利清谷不止，身疼痛者，急当救里；后身疼痛，清便自调者，急当救表。救里宜四逆汤；救表宜桂枝汤"。注解说清便自调，表明里气已和，身疼为邪在表，"急与桂枝汤以救表"。又"发汗后，身疼痛，脉沉迟者，桂枝加芍药生姜各一两人参三两新加汤主之"一条，注解说汗后身疼痛是邪气未尽，脉沉迟为荣血不足，故"与桂枝汤以解未尽之邪，加芍药、生姜、人参，以益不足之血"。可见桂枝汤解肌的作用，主要用于邪在表，身疼痛，不可过于发汗者。

　　桂枝汤禁例，从成无己所论病机而言，邪已传里者不可用，正气虚者不可用，太阳伤寒不可用，内热者不可用，表里有热不可用，阴阳血气俱虚者不可用，邪气壅甚者不可用。

　　如太阳病下后气上冲，与桂枝汤，"若不上冲者，不可与之"一条，成无己指出太阳表病反下，则使里虚，邪欲乘虚传里；若里不受邪，里气逆上而与邪争，则表现为气上冲，是邪仍在表，故可用桂枝汤解外。若里虚而里气不能与邪相争，则邪气已传里，故不可与桂枝汤攻表。又"太阳病三日，已发汗，若吐，若下，若温针，仍不解者，此为坏病，桂枝不中与也"一条，论发汗、吐下、温针，"虚其正气"而成坏病。成无己谓此病为医所坏，不可再用桂枝汤。又"桂枝本为解肌，若其人脉浮紧，发热汗不出者，不可与"一条，成无己对中风与伤寒作了鉴别。指出脉浮、发热、汗出恶风，是为中风，与桂枝汤解肌；脉浮紧、发热、无汗，是为伤寒，用麻黄汤。酒客不可用桂枝汤，酒客有内热，喜辛而恶甘；桂枝汤味甘，酒客用桂枝汤，可因中满而发呕。表里有热者，见于白虎加人参汤证。如"服桂枝汤，大汗出后，大烦渴不解，脉洪大者，白虎加人参汤主之"一条，成无己对邪在表与表里有热作了鉴别，鉴别要点在渴与不渴。大汗出，脉洪大，若不渴，为邪气犹在表，可再用桂枝汤；若见烦渴不解，是表里有热，不可再用桂枝汤。阴阳血气俱虚者，见于"伤寒脉浮，自汗出，小便数，心烦，微恶寒，脚挛急，反与桂枝汤欲攻其表，此误也"一条，此脉浮、自汗出、小便数、恶寒，是阳气不足；心烦、脚挛急，是阴气不足；此证阴阳血气俱虚，不可发汗；若用桂枝汤攻表，则再损阳气，故为误。发汗后、下后汗出而喘，无大热，不可用桂枝汤；汗出而喘，为邪气壅甚，有大热为内热气甚，无大热为表邪甚，桂枝汤力弱，不能发散壅甚之邪，故不可与。

太阳中风兼证

桂枝加厚朴杏子汤证，主证为喘，是风甚气拥所致。桂枝加厚朴杏子汤的作用是解表散风降气。"喘家作，桂枝汤加厚朴杏子佳"一条，成无己指出，太阳为诸阳主气，"风甚气拥"，因而生喘。用桂枝汤散风，厚朴、杏仁降气。桂枝加厚朴杏子汤，亦用于太阳病下后微喘，是邪犹在表，未能传里，里气上逆所致，用桂枝汤解外，加厚朴、杏仁下逆气。

成无己对太阳病下后大喘与下后微喘的机制作了鉴别。下后大喘，是因下而使里气大虚，邪气乘虚传里，正气将脱，因而发喘；下后微喘，则为里气未虚，邪犹在表，未能传里，里气上逆而致喘。

桂枝去芍药汤证，太阳病下后，证见脉促胸满，由下后阳虚，表邪入客胸中所致。成无己解释了脉促的脉象与病机，脉促指脉来数，时一止而复来，一般表明阳气盛。但本证为下后脉促，下后阳已虚，故此脉促并非阳盛，应为邪盛之意。下后阳虚，表邪渐入，客于胸中，故见脉促胸满。用桂枝汤散客邪，通行阳气，芍药益阴，不宜用于阳虚者，故去之。若更见微恶寒，再加附子温剂，用以散寒。

②太阳伤寒证

麻黄汤证

麻黄汤主治太阳伤寒表证，其病机或为寒则伤荣，荣实而卫虚；或为风寒两伤，荣卫俱病。麻黄汤的作用是发汗解表，解太阳伤寒之邪。如"太阳病头痛发热，身疼，腰痛，骨节疼痛，恶风，无汗而喘"一条，成无己指出此证即太阳伤寒。寒则伤荣，头痛、身疼、腰痛、骨节疼痛，诸痛皆为太阳经荣血不利的表现；发热是由于寒在表，风寒客于皮肤，使腠理闭而为热；恶风，无汗，是寒邪并于荣分，荣实而卫虚；喘为荣强卫弱，令气逆而致。又《辨脉法》所论"寸口脉浮而紧，浮则为风，紧则为寒。风则伤卫，寒则伤荣。荣卫俱病，骨节烦疼，当发其汗也"一条，成无己指出风寒伤人，各从其类而伤，风为阳邪，伤阳位，故伤卫阳；寒为阴邪，伤阴位，故伤荣阴。风伤卫则发热，寒伤荣则为痛，荣卫俱病，故使骨节烦疼，此证原无主治之方，成无己指出应当用麻黄汤发汗则愈。又"脉浮而数者，可发汗，宜麻黄汤"一条，脉浮表明风伤卫，脉数表示寒伤荣，此证是荣卫受邪，病在表，故麻黄汤亦可用于风寒两伤，荣卫俱病。

麻黄汤又治太阳表证喘与衄。如太阳与阳明合病，见喘而胸满，用麻黄汤。成无己指出，此胸满并非里实，故不可下，而是阳气壅于胸中，不得宣发，气逆而喘。此证阳明与太阳合病，仍属表证，故以麻黄汤发汗。又"伤寒脉浮紧，不发汗，因致衄者，麻黄汤主之"一条，成无己指出，脉浮紧为邪在表，若不发汗，则邪无出路，壅于经中，迫血妄行，因而致衄，故用麻黄汤汗解。

麻黄汤方用麻黄、桂枝、甘草、杏仁。成无己引《素问·至真要大论》"寒淫于内，治以甘热，佐以苦辛"之论，谓麻黄甘温，甘草甘平，二药用于开肌发汗；桂枝辛热，杏仁辛温，二药用于散寒下气。

太阳伤寒兼证

葛根汤主治太阳中风表实，证见项背强几几，以及寒邪气甚，客于二阳经，外实气虚的下利。葛根汤的作用，分别是发汗解表实，以及散经中之邪。太阳病，项背强几几，成无己以汗出恶风为中风表虚，无汗恶风为中风表实。表虚宜解肌，表实宜发汗，故以葛根汤发汗解表实。麻黄、葛根轻可去实，葛根汤方加二药于桂枝汤中，以解中风表实。葛根汤又主治太阳阳明合病下利，是二经俱受邪，寒邪气甚，客于二阳，邪气并于二阳经，使阳实阴虚，外实里虚，故见下利。以葛根汤散二阳经中之邪。

太阳与阳明合病，若无下利，但呕，是里气上逆，用葛根加半夏汤。葛根汤散邪，加半夏用以下逆气。

成无己对合病、并病作了鉴别。太阳病不解，并于阳明，为并病；太阳、阳明二经俱受邪，相合而为病，是谓合病。合病相对于并病邪气更盛。阴经合病，邪气并于阴，阴实而阳虚；阳经合病，邪气并于阳，阳实而阴虚。太阳阳明合病、太阳少阳合病、阳明少阳合病，三者皆见自下利，是阳实阴虚，外实而里气虚。

成无己又对太阳与阳明合病，证见下利与呕作了鉴别。二者病机皆为邪气外甚，阳不主里，里气不和。若里气下而不上者，则见下利；若里气上逆而不下者，则见呕。

大青龙汤证

大青龙汤证病机为风寒两伤，荣卫俱实，症见脉浮紧、发热恶寒、身疼痛、无汗、烦躁，大青龙汤的作用是发散荣卫之风寒。太阳中风，脉见浮紧，成无己认为风伤卫见脉浮，寒伤荣见脉紧，浮紧是中风见寒脉；发热恶寒、身疼痛，是荣卫俱病的表现；风寒两伤，荣卫俱实，故见无汗、烦躁。大青龙汤的作用是发汗以除荣卫风寒。又"伤寒脉浮缓，身不疼，但重，乍有轻时，无少阴证"一条，用大青龙汤发之，成无己将此证病机判为风寒外甚。脉浮缓，为伤寒见风脉。伤于寒则身疼，此证风胜，故身不疼；中风见身重，此证为伤寒兼风，故表现为乍有轻时。无少阴证，成无己补充说明是指无少阴里证之发厥吐利，用大青龙汤发散表中风寒。

成无己对风伤卫与寒伤荣做了鉴别。在脉象上，脉浮主风，风伤卫；脉紧主寒，寒伤荣；风寒两伤，脉见浮紧。二者的机制，风伤卫，风并于卫，为荣弱卫强；寒伤荣，寒并于荣，为荣强卫弱；风寒两伤，则荣卫俱实。在证候表现上，若脉微弱，汗出恶风，为荣卫俱虚；无汗而见烦躁，为荣卫俱实。

大青龙汤方用药有麻黄、桂枝、甘草、杏仁、生姜、大枣、石膏。辛甘均可发散，其中风宜辛散，寒宜甘发。风寒两伤，荣卫俱实，故需辛甘相合，共同发散荣卫风寒。麻黄、甘草、石膏、杏仁的作用是发散荣中之寒，桂枝、姜、枣的作用是解除卫中之风。

大青龙汤的禁忌：脉微弱，汗出恶风者不可服。脉微弱，汗出恶风，为荣卫俱虚，若服大青龙汤，必致亡阳，或生厥逆，而见筋惕肉瞤。

小青龙汤证

小青龙汤证病机为水寒相搏，肺寒气逆，证见干呕发热而咳。成无己引《针经》"形寒饮冷则伤肺"之文，谓本证是外有表寒，内有水饮，两寒相感，中外皆伤，肺寒气逆而上行所致。小青龙汤的作用是发汗散水。诸或为之证是由于水气内渍，所传不一，需随证增损解化。

小青龙汤方用麻黄、芍药、五味子、干姜、甘草、桂枝、半夏、细辛。寒邪在表，需以甘辛之味散之，麻黄、桂枝、甘草三药辛甘，用以发散表邪。水停心下而不行，则使肾气燥，成无己引《素问·脏气法时论》"肾苦燥，急食辛以润之"，谓干姜、细辛、半夏三药之辛，用以行水气，润肾。咳逆而喘，表明肺气逆。《素问·脏气法时论》又云："肺欲收，急食酸以收之。"故用芍药、五味子之酸以收逆气、安肺。

小青龙汤加减法，成无己做了详细注解。若微利者，去麻黄加芫花。成无己认为下利是水渍入胃所致。下利者不可攻其表，若汗出必见胀满，麻黄攻表发汗，发越阳气，故去之；芫花下水，水去则利止。若渴者去半夏，加瓜蒌根。辛燥而苦润，半夏辛燥，可燥津液，为渴者所不宜，故去之；瓜蒌味苦，苦则润而生津液，故加之。若噎者去麻黄，加附子。噎是由水寒相搏而致，加附子用以温散水寒。去麻黄是恶其发汗，有寒者复发汗，致胃中冷，必吐蛔。若小便不利，少腹满，去麻黄，加茯苓。小便不利、少腹满，是水蓄下焦而不行所致，故加茯苓泄下焦蓄水；麻黄外发津液，为此证所不宜。若喘者，去麻黄，加杏仁。麻黄发越阳气，不利于喘，故加杏仁止喘。

（2）太阳病腑证

①蓄水证

太阳蓄水证，成无己主要对五苓散证作了详解。五苓散证的主证，有太阳病表未解，亡津液，或上焦燥而使消渴；或胃燥而使烦渴；以及水饮停积不散之水逆。五苓散的作用有和表里、生津润燥、散停饮。

如太阳病汗后胃中干，烦躁不得眠，并见脉浮，小便不利，微热消渴，成无己指出脉浮为表未解，微热消渴是热未成实，为上焦燥，故与五苓散生津液、和表里。又"发汗已，脉浮数，烦渴者，五苓散主之"一条，脉浮数为表邪未尽，烦渴是亡津液而使胃燥的表现，故用五苓散和表润燥。五苓散又主治水逆证，中风发热六七日不解，见烦、渴欲饮水、水入则吐。成无己指出，发热不解而烦，是邪在表，渴欲饮水是邪传里。里热少不能消水，而使水停积不散，故饮水而吐。用五苓散和表里、散停饮。

成无己对消渴证与五苓散证微热消渴的病机作了鉴别。消渴证见饮水多而小便少，是里热甚实；五苓散证微热消渴，是热未成实，而有上焦燥。

五苓散方组成有猪苓、泽泻、茯苓、桂枝、白术。猪苓、白术、茯苓三药皆味甘平，成无己谓甘有淡渗之意："淡者一也，口入一而为甘，甘甚而反淡。"三药甘缓淡渗，润燥利津液；泽泻咸味下泄，用以泄伏水；桂枝辛甘发散为阳，用以和肌表。

②蓄血证

太阳蓄血证，病机为热在膀胱，血为热搏，蓄积于下焦，有桃核承气汤证、抵当汤证和抵当丸证。桃核承气汤、抵当汤、抵当丸三方皆下蓄血，前二方成无己称为快峻之药，用于治疗如狂、发狂；抵当丸则力缓，"小可下之"，用于治疗少腹满。

桃核承气汤证主证有如狂、少腹急结，病机为热在膀胱，血为热搏，蓄积于下焦。桃核承气汤的作用是下热散血。太阳经邪热随经入腑，热结膀胱，热与血相搏，故见如狂。如狂的含义，成无己认为是尚未至于发狂，"但不宁尔"。热与血相搏，若血不蓄积，为热所迫，则下血，血下则热亦随血而出，病即向愈。若血不下，血为热搏，蓄积于下焦，而见少腹急结，此时若无表证，可用攻下之法，用桃核承气汤下热散血。此证需外证已解，方可用桃核承气汤攻下，成无己引《素问·至真要大论》语释云："从外之内而盛于内者，先治其外，后调其内。"

桃核承气汤方用桃仁、桂枝、大黄、芒硝、炙甘草，本方为调胃承气汤加桃仁、桂枝。少腹急结，以甘缓之，桃仁味甘平，甘以缓急。下焦蓄血，以辛散之，桂枝辛热，辛以散蓄血。热甚搏血，用调胃承气汤之寒以下其热。

抵当汤证为太阳病六七日，表证仍在，脉见微而沉、发狂、少腹硬满、小便自利。成无己将此证释为太阳热邪随经入腑，邪气传里，故见脉微而沉。表证仍在，表明邪气传里尚未深入，此时邪气当结于胸中。若不见结胸证，而见发狂，是邪热不结于胸中，而结在膀胱。发狂较如狂热病势更深，抵当汤的作用是下蓄血。

成无己对蓄血与不蓄血作了鉴别，鉴别要点为小便利或不利。少腹硬满，若见小便不利，为无血；若见小便自利，则为蓄血证。如少腹硬、小便不利，伴见身黄、脉沉结，是胃热发黄，可用茵陈蒿汤。若少腹硬、小便自利，伴见身黄、脉沉结，并见如狂，即为热结下焦之蓄血证，可用抵当汤下蓄血。

抵当汤方用药有水蛭、虻虫、桃仁、大黄。水蛭咸苦寒，虻虫苦、微寒，苦走血，咸胜血，用二药之咸苦除蓄血。桃仁苦甘平，大黄苦寒，甘可缓结，苦以泄热，用二药之苦以下结热。

抵当丸主治下焦蓄血证，蓄血未至于甚者。证见少腹满、小便利，而无喜忘发狂，亦无身黄便黑。抵当丸相较桃核承气汤、抵当汤，后二方为

"快峻之药"，本方则力缓，故用于此证，"小可下之"。

3. 太阳病变证

（1）结胸证

大陷胸丸证结胸，机制为邪热结于胸中，使胸膈结满，证见结胸项强如柔痉状，大陷胸丸的作用是下结泄满。项强如柔痉状，成无己谓此证表现为"但能仰而不能俯"。结胸项强，为邪结胸中，使胸膈结满而心下紧实，故见但能仰而不能俯。用大陷胸丸下结泄满。

此证中成无己对结胸和心下痞的病因病机作了鉴别。二者皆为表证误下而致，若证见发热恶寒，为病发于阳，若下，则使表中阳邪入里，结于胸中，即为结胸；若证见无热恶寒，为病发于阴，若下，则使表中阴邪入里，结于心下而为痞。

大陷胸丸方用大黄、葶苈、芒硝、杏仁。大黄苦寒，芒硝咸寒，用二味之苦咸以下热；葶苈苦寒，杏仁苦甘温，用二味之甘温以泄满；用甘遂之直达，并白蜜之润利，皆可以下泄胸中满实之物。

大陷胸汤证结胸的病因病机，或因误下，表邪内陷，邪热结于胸中，气壅于心下；或由传里之实热结于胸中；或由水饮停蓄，结于胸胁所致。大陷胸汤的作用是下结热、逐水。

如太阳病表未解，见头痛发热、盗汗、恶寒，脉浮而动数，成无己谓动数皆属阳脉，示邪在表；盗汗，若不恶寒，主邪气在半表半里；微盗汗，又有恶寒，且头痛发热，示表证未解，此时当发汗。当汗而反下，使胃气虚，表邪乘虚而内陷，动数之脉变为迟脉，是邪气内陷的表现。此时浮脉尚在，成无己将浮脉的机制释为邪结胸中，上焦阳结，故脉见浮而不沉。"客气动膈"，客气指入里之表邪，邪乘胃中空虚而结于胸膈，使膈中拒痛，是为客气动膈。短气躁烦、心中懊憹，皆属邪热为实的表现。阳热邪气内陷，气壅心下，在胸膈不得通畅，发为硬满而痛，故成结胸，用大陷胸汤下结热。又"伤寒六七日，结胸热实"一条，见脉沉紧、心下痛、按之石硬，成无己指出脉沉为在里，脉紧为里实，此结胸证为传里之实热所致。

又有水结胸证，见结胸无大热、头微汗出，无大热表明非为热结，而是水饮结于胸胁，故成无己称之为水结胸。水结胸若见周身汗出，是水饮外散，其病向愈；若见但头微汗出，周身余处无汗，是水饮停蓄而不行，不得外泄，故与大陷胸汤逐水。

大陷胸汤方用药有大黄、芒硝、甘遂。大黄苦寒，为将军，用其苦以荡涤实热；芒硝咸寒，咸能软坚，以其软硬满；甘遂苦寒通水，其气可直达透结。

小陷胸汤证小结胸，证见心下按之则痛，脉浮滑。成无己谓其病机为热气犹浅，尚未深结。按之痛，是热气犹浅；脉浮滑，表明热未深结。小陷胸汤的作用是除胸膈上结热。

成无己对结胸证与小结胸证的病证表现作了鉴别。若心下硬痛，手不可近，为结胸，其脉见沉紧，或寸浮关沉；正在心下，按之则痛，是小结胸，其脉浮滑。

小陷胸汤方用黄连、半夏、瓜蒌实。黄连、瓜蒌实苦寒泄热，半夏辛以散结。

寒实结胸证，为邪在表，当汗解之时，反以冷水噀、灌而致，成无己谓其机制为热被寒水，不得外出，内攻于里，结于胸膈，是表寒里热，水寒伏热。见弥更益烦、肉上粟起，是水寒之气客于皮肤；欲饮水是里有热，反不渴是寒在表。寒实结胸无热证，是由于热悉收敛于里，故外无热证；水寒伏热为实，结于胸膈，而使心下硬痛。用小陷胸汤、白散攻下逐热。

（2）痞证

痞证的成因，"脉浮而紧，而复下之，紧反入里，则作痞"一条，成无己谓痞证是阴邪入里而作痞。脉浮紧为表证之脉象，浮为伤阳，紧为伤阴，当汗解。紧反入里，表明阴邪入里而作痞。成无己对误下后脉浮入里与脉紧入里的结果作了鉴别，脉浮为伤阳，若误下，即"浮入里"，为阳邪入里，则作结胸；脉紧为伤阴，若误下，即"紧入里"，为阴邪入里，则作痞。

大黄黄连泻心汤主治虚热性心下痞，证见心下痞，按之濡、脉关上浮。此证脉关上浮，为虚热，大黄黄连泻心汤的作用是导泻虚热。本方用大黄、黄连二味，二药苦寒，苦入心，寒除热，用以导泻心下之虚热。此方以麻沸汤渍服，"取其气薄而泄虚热"。

成无己对实热的心下硬与虚热的心下痞作了鉴别：心下硬、按之痛，见关脉沉，为实热；心下痞、按之濡，见关脉浮，为虚热。

附子泻心汤主治阳气外虚、虚热内伏之心下痞，证见恶寒、汗出。成无己将恶寒汗出的病机释为阳气外虚，心下痞则为虚热内伏，泻心汤用以攻痞，加附子用以固阳。

生姜泻心汤主治汗后胃虚土弱之心下痞，伤寒汗解后，证见心下痞硬、干噫食臭、胁下有水气、腹中雷鸣下利。大汗出亡津液，使胃中空虚，客气上逆，而令心下痞硬。干噫食臭是中焦气不和，胃虚不杀谷的表现。胁下有水气、腹中雷鸣下利是土弱不能胜水。故以泻心汤攻痞，加生姜用以益胃。

甘草泻心汤主治下后里虚胃弱之心下痞，由伤寒中风误下所致，证见下利、谷不化、腹中雷鸣、心下痞硬满、干呕、心烦不安。伤寒中风，成无己释为"伤寒或中风"，即太阳伤寒或太阳中风证，邪气在表而反下，使肠胃虚而邪气内陷；下利、谷不化、腹中雷鸣，是下后里虚胃弱的表现；心下痞硬、干呕、心烦不安，表明胃中空虚，客气上逆。此证用泻心汤攻表，加甘草以补虚。

成无己对生姜泻心汤证和甘草泻心汤证的病机做了鉴别。生姜泻心汤证是汗后胃虚，外伤阳气，故加生姜益胃；甘草泻心汤证是下后胃虚，内损阴气，故加甘草补虚。

（3）热入血室

妇人热入血室证的机制，成无己谓其是由于血室空虚，邪热乘虚入于血室而致。其将热入血室分为两类，一为血结实热，一为无满结。热入血室证的治法：血结实热者，寒热如疟，以小柴胡汤散邪发汗；胸胁满如结胸状者，可刺期门，以泻血室之热；若无满结，经行则热随血去，必自愈。

如"妇人中风，发热恶寒，经水适来"一条，得之七八日，热除而见脉迟身凉，胸胁下满如结胸状，谵语。中风发热恶寒，是为表病。若经水不来，表邪渐传于里，则入腑而不入血室；经水适来，使血室空虚，邪气传里，则乘虚而入于血室。热除、脉迟、身凉，为表证已罢，邪气内陷的表现；胸胁下满如结胸、谵语，是热入血室而为里实。期门为肝之募穴，肝主血，故刺期门以泻血室之热。又妇人中风七八日，见寒热发作有时、经水适断，为血结实热。表邪乘虚入于血室，与血相搏，而使血结不行，故经水适断；血气与邪相分争，故致寒热如疟，以小柴胡汤发汗，解传经之邪。又"妇人伤寒发热，经水适来，昼日明了，暮则谵语"一条，经水适来，血室虚空，邪热乘虚入于血室。"无犯胃气及上二焦"，成无己谓无犯胃气，指不可攻下；无犯上焦，指不可发汗；无犯中焦，指不可刺期门。此证为热入血室，邪不入腑，故不可与下药，下则犯其胃气；此证虽热入血室，而热不留结，不可与发汗药，发汗则动卫气而犯上焦；此证虽热入血室，因无满结，故不可刺期门，刺期门则动荣气，进而犯中焦。此证经行则热随血去，血下则邪热悉除，而故必自愈。

成无己对邪入腑与入血室做了鉴别，鉴别要点在于谵语发作的时间，若昼日谵语为邪客于腑，若暮则谵语是邪入于血室。若昼日谵语，为邪客于腑，与阳争，阳盛谵语则宜下；暮则谵语，如见鬼状，是邪入于血室，与阴争，而不可下。

（二）阐发阳明病机制

1. 阳明病纲要

阳明病的基本病机与证候，阳明之为病，胃家实，成无己引华佗所云："热毒入胃要须下去之"，谓其病机为邪传入胃，热毒留结。

阳明病的分类，有太阳阳明、正阳阳明、少阳阳明，成无己将三者的病机概括为邪自三阳经传入腑。太阳阳明，邪自太阳经传入腑，由太阳病吐、下、发汗后，见微烦、小便数、大便硬，即脾约证，用小承气汤。"何缘得阳明病"一条，成无己谓太阳病发汗、利小便而使亡津液，致胃中干燥，太阳之邪入腑而转属阳明。更衣指代登厕，不更衣，意为不大便，胃中物不得排泄，故为内实。胃无津液，又热蓄于胃，故见大便难，为阳明里实。正阳阳明，是邪自阳明经传入腑，证见脉迟、汗出不恶寒、身重短气、腹满而喘、潮热，是表证外欲解，可攻其里。若手足濈濈然汗出，表明大便已硬，即是胃家实，可用大承气汤攻之。少阳阳明，是邪自少阳经传入腑，为少阳病误汗所致，少阳病不可发汗，发汗则谵语，谵语属胃，即为少阳阳明病。

阳明病外证，身热、汗自出、不恶寒、反恶热，成无己对本证与表证作了鉴别。若邪在表，则见身热汗出而恶寒；阳明证为表证已罢，邪已入腑，故而不恶寒，但见身热汗出、恶热。邪客阳明，得之一日，见不发热而恶寒，为尚带表邪，邪未全入腑；若表邪全入于腑，则无恶寒，必自汗出而恶热。

阳明病脉，"伤寒三日，阳明脉大"。成无己谓此脉是邪并于经所致。脉大，指脉尺寸俱长。阳明为多气多血之经，又加之邪并于经，故脉大。

2. 阳明病本证

（1）阳明病热证

①白虎汤证

白虎汤证为三阳合病，其病机成无己归结为三阳经热甚，腠理开，荣卫通，白虎汤的作用是解内外之热。白虎汤证见腹满身重、难以转侧、口不仁、面垢、谵语、遗尿。其中遗尿为太阳证，面垢为少阳证，其余腹满身重、难以转侧、口不仁，皆为阳明证，成无己指出三阳合病，阳明证为多，故此条文出于阳明篇。三阳合病，表里皆有邪，不可发汗，不可攻下。若发汗攻其表，伤津耗液，则使燥热益甚，谵语必将加重；若以下法攻里，则使表热乘虚内陷，必见额上汗出，手足逆冷。若见自汗出，是三阳经热甚，故用白虎汤解内外之热。

②白虎加人参汤证

白虎加人参汤证的机制，为热结在里，表里俱热，邪气散漫，熏蒸焦膈。白虎加人参汤的作用是散热生津，润燥止渴。如太阳篇若吐若下后七八日不解，见时时恶风、大渴、舌上干燥而烦，成无己以恶风与否判断表里，以有无大渴判断是否邪热结实。若邪气纯在表，则见恶风无时；若邪气纯在里，则不恶风，此证时时恶风，为表里俱有热。邪热内结而为实，则无大渴；若邪热散漫，则发为大渴。此证热结在里，表里俱热，尚未结实，而邪气散漫，熏蒸焦膈，故见大渴欲饮水，舌上干燥而烦。用白虎加人参汤散热生津。又"伤寒无大热，口燥渴，心烦，背微恶寒"一条，身无大热、口燥渴心烦，应为阳明病，而见背微恶寒，为太阳表证未全罢，用白虎汤和表散热，加人参以止渴生津。

（2）阳明病实证

①大承气汤证

大承气汤证的机制，成无己谓为热聚于胃，胃中热甚。胃热可分为胃实热甚与胃虚热甚。大承气汤的作用是下胃中实热。如潮热、手足漐漐汗出、大便难而谵语诸证，成无己指出潮热表明热并阳明，手足漐漐汗出是热聚于胃，胃中有实热，故见大便难而谵语。又如"阳明病，谵语有潮热，反不能食者，胃中必有燥屎五六枚"一条，谵语潮热为胃热，若不能食，是胃中有燥屎，因而为胃中实。若能食，是胃中虚热，便虽硬，亦无燥屎。

大承气汤使用注意，有表证不可用，热不在胃不可用，热未成实不可用，大便未硬不可用。

有表证不可用。如"汗出谵语者，以有燥屎在胃中，此为风也，须下之"一条，汗出为表证未罢，若下之过早，燥屎虽除，但表邪乘虚陷于里，演变为表虚里实，而致胃虚热甚，见语言必乱。须病已过太阳经，无表证，而后可下。又如"病人烦热，汗出则解，又如疟状，日晡所发热"一条，此证属阳明，成无己解释说，阳明证未必便为里实，须审其脉候，若脉实，示热已入腑，是为里实，可下；若脉浮虚，是热犹在表，尚未入腑，不可下。

热不在胃不可用。如"阳明病下之，心中懊憹而烦"一条，若见腹微满、大便初硬后溏，是胃中无燥屎，热不在胃而在上，为虚烦，故不可攻下。胃中有燥屎，方可以大承气汤下之。

热未成实不可用。如"阳明病脉迟，虽汗出，不恶寒者，其身必重……其热不潮，未可与承气汤"一条，成无己指出身重短气、腹满而喘、有潮热，是热已入腑，潮热是腑实热的表现；若其热不潮，是热未成实，故不可用大承气汤攻下，即便有腹大满不通之急证，亦不可与大承气汤。又"腹满不减，减不足言，当下之，宜大承气汤"一条，成无己谓腹满不减是邪气实，大满大实，可用大承气汤下其满实；若腹满时减，并非内实，此为寒证，当与温药祛寒，而不可下。

大便未硬不可用。如"得病二三日，脉弱，无太阳柴胡证，烦躁，心

下硬……须小便利，屎定硬，乃可攻之，宜大承气汤"一条，见不大便
六七日、小便少、不能食、大便初硬后溏。成无己指出若小便多，为津液
内竭，大便必硬，可用大承气汤攻下；但本证小便少，为胃中水谷不别，
大便必初硬后溏，此证为胃实。虽为胃实，但因小便少，而大便未定成硬，
亦不可攻。

大承气汤方用大黄、厚朴、枳实、芒硝。《素问·至真要大论》云："燥
淫所胜，以苦下之。"大黄、枳实味苦，用以润燥除热；"燥淫于内，治以苦
温"，厚朴味苦，用以下结燥；"热淫所胜，治以咸寒"，芒硝味咸，用以攻
蕴热。

在大承气汤证的注解中，成无己对很多相关病证作了鉴别，有表证解
与未解，内热成实与未成实，胃中实热与胃中虚热，热在胃与不在胃，大
便硬与未硬。

对表证解与未解的鉴别，主要通过脉象、证候进行判断。见日晡所发
热等阳明证，若脉实，热已入腑为实；若脉浮虚，是热犹在表，尚未入腑。
"阳明病脉迟"，若见汗出多，微发热恶寒者，是表未解；若见汗出而不恶
寒者，是表证已罢。

对内热成实与未成实的鉴别，可通过潮热、便硬、腹满等证进行判断。
有潮热为实，否则为未成实。身重短气、腹满而喘，有潮热为热入腑；若
其热不潮，是热未成实。有潮热者亦须审便硬与否，若大便微硬，为热已
成实；便不硬者，则热未成实，亦不可攻。辨腹满，若腹满不减，为邪气
实；若腹满时减，则非内实，不可下。

对胃中实热与胃中虚热的鉴别，主要通过能食与否进行判断，不能食
为胃中实热甚，能食为胃中虚热甚。胃实热甚者不能食，因胃中有燥屎，
而使胃中实，故不能食；胃中虚热甚者能食，因胃中有热，消谷引食，便
虽硬而无燥屎，故能食。成无己又对伤寒胃热虚实与杂病相鉴别，二者虚

实的表现正相反，杂病虚为不欲食，实则为欲食。

对热在胃与不在胃的鉴别，见于"阳明病下之，心中懊侬而烦"一条。若胃中有燥屎，其热在胃，则非虚烦。若见腹微满、大便初硬后溏，是无燥屎，为虚烦，热不在胃而在上。

对大便硬与未硬的鉴别，主要通过小便多少进行判断，小便多者大便必硬，小便少者则未定硬。若不大便六七日，见小便多，为津液内竭，因而大便必硬。若小便少者，是胃中水谷不别，大便必初硬后溏，虽为胃实，未定成硬，亦不可攻。

②小承气汤证

小承气汤证的病机主要有里热未实、小热微结、胃中燥，以及胃实肠虚。小承气汤的作用是润胃燥、下燥屎、微和胃气。如阳明病多汗，大便硬而谵语，用小承气汤一条，多汗亡津液而使胃燥，故见大便硬而谵语。此证无大热内结，用小承气汤和胃气、润胃燥。又"阳明病脉迟，虽汗出不恶寒者，其身必重"一条，其热不潮，是热未成实，见腹大满不通，是小热微结，与小承气汤微和胃气。"下利谵语者，有燥屎也，宜小承气汤"一条，成无己指出下利为肠虚，有燥屎为胃实，胃实肠虚，不可峻攻，用小承气汤以下燥屎。又谵语发潮热，脉滑而疾者，用小承气汤，脉滑疾为里热未实，与小承气汤和之。此处成无己对里热内实与里热未实的脉象作了鉴别，若脉沉实，为里热内实者，可攻下；若脉滑疾，则为里热未实，不可下。又如"得病二三日，脉弱，见烦躁，心下硬，至四五日能食，以小承气汤微和之"一条，成无己谓弱为阴脉，表明邪在里；烦躁心下硬，是邪气内甚；能食为胃虚热甚，故与小承气汤微和胃气。成无己在此对胃实热与胃虚热作了鉴别，鉴别要点在于是否能食。不能食为胃实热甚，胃虚热甚则能食。

小承气汤方用大黄四两、厚朴二两、枳实三枚。成无己指出本方所治证为小热微结，热不大甚，故于大承气汤去芒硝；又结不至坚，故减厚朴、枳实。

③调胃承气汤证

调胃承气汤证见有蒸蒸发热、心烦、腹胀满，其病机，成无己提到有表解里未和、邪热入胃和胃有郁热。调胃承气汤的作用，为和胃气、下郁热。如"吐后腹胀满，与调胃承气汤"一条，成无己指出，热在上焦则吐，若吐后不解，又见腹胀满者，是邪热入胃，用调胃承气汤下胃热。又"太阳病三日发汗不解，见蒸蒸发热"，"蒸蒸"，成无己释为"如热熏蒸"，说明热势之甚。发汗不解，表明表邪已罢；蒸蒸发热，是胃热甚的表现，故以调胃承气汤下胃热。又有发汗后不恶寒，但热，是表解里未和，用调胃承气汤和胃气。不吐不下而见心烦，是胃有郁热，调胃承气汤用以下郁热。

调胃承气汤方组成有大黄、炙甘草、芒硝。《素问·至真要大论》云："热淫于内，治以咸寒，佐以苦甘。"大黄苦寒，用以荡胃实；芒硝咸寒，用以除胃热；甘草甘平，助硝、黄以推陈而缓中。

成无己对心烦的不同机制作了鉴别：心烦有内烦、虚烦、胃有郁热之烦。若吐后见心烦，为内烦；下后见心烦，是为虚烦；阳明病不吐不下而心烦，则是胃有郁热。

④麻子仁丸证

麻子仁丸证即脾约证。脾约的含义，成无己释约为约束之义。此证病机为胃强脾弱，约束津液，使津液但输膀胱而致。麻子仁丸成无己又称作脾约丸，作用是通肠润燥。脾约证见小便数、大便则难、趺阳脉浮而涩。趺阳脉候脾胃，脉浮为阳脉，示胃气强；脉涩为阴脉，表明脾为胃气所约。脾主为胃行其津液，胃强脾弱，约束津液不得布散，但输膀胱，而使小便数，大便难。故与麻子仁丸通肠润燥。

麻子仁丸方用麻子仁、芍药、枳实、大黄、厚朴、杏仁。《素问·脏气法时论》云："脾欲缓，急食甘以缓之。"麻仁、杏仁味甘，缓脾润燥；"津液不足，以酸收之"，芍药味酸，用以收敛津液；"肠燥胃强，以苦泄之"，枳实、厚朴、大黄味苦，用以下燥结，泄胃强。

脾约证又有用小承气汤者。如阳明病篇，太阳病吐下、发汗后，"微烦，小便数，大便因硬者，与小承气汤和之愈"一条，成无己认为此证小便数而大便硬，即脾约证。吐、下、发汗皆损伤津液，是表邪乘虚传里所致。见微烦，是邪已入里。

本证成无己对"烦"的程度作了鉴别：若大烦，为邪在表；若微烦，则为邪入里。

（3）阳明病变证

①发黄证

阳明病发黄的主要机制，为瘀热郁蒸于胃，色夺于外，因而发黄。其证无汗、小便不利，为热蕴于内而不得泄越；热气郁蒸，欲发于外，故而发黄。若遍身汗出，小便利，热得泄越，则不发黄。发黄证的治法：瘀热郁蒸者逐热退黄，用茵陈蒿汤；有湿热者除热散湿，用麻黄连翘赤小豆汤；热未实者，用栀子柏皮汤解热散黄。

茵陈蒿汤，主治但头汗出、身无汗、剂颈而还、小便不利、渴引水浆。成无己释头汗而身无汗，剂颈而还，是为热不得越；小便不利、渴引水浆，是热甚于胃，而使津液内竭；黄为土色，主胃，胃为热蒸，色夺于外，必发黄。茵陈蒿汤的作用是逐热退黄。

茵陈蒿汤方用茵陈蒿、栀子、大黄。"小热之气，凉以和之；大热之气，寒以取之。"此证为大热之气，故以诸寒药治之。茵陈蒿、栀子苦寒，用以逐胃燥；"宜下必以苦，宜补必以酸"，大黄苦寒，用以下瘀热。

麻黄连翘赤小豆汤，主治瘀热在里发黄。成无己谓此黄证即为瘅，"湿热相交，民多病瘅。瘅，黄也。"本证病因病机为寒湿在表，瘀热在里。

"湿上甚而热，治以苦温，佐以甘辛，以汗为故止"，故用麻黄连翘赤小豆汤除热散湿。

栀子柏皮汤主治伤寒身黄发热，成无己指出胃有瘀热发黄，当用下法去黄；本证发热，为热未实，用栀子柏皮汤解散未实之热。

又谷疸一证，成无己说："疸，黄也。以其发于谷气之热，故名谷疸。"此证病机为谷气与热气相搏。证见脉迟、食难用饱、饱则微烦、头眩、小便难。"脉迟"，示邪方入里，热未实；"食难用饱"，示胃中有热；"饱则微烦头眩"，是谷气与热气相搏所致。谷气与热气两热相合，消搏津液，故见小便难。小便不利，热不得泄，故发黄。若发黄为热实，可用下法；此证脉迟，里热未实，故不可下。

②虚烦证

阳明病虚烦证，由误下所致，病机为热客胸中，主证为心中懊憹。如"阳明病，脉浮而紧，咽燥口苦，腹满而喘，发热汗出……若下之，则胃中空虚，客气动膈，心中懊憹，舌上苔者，栀子豉汤主之"一条，成无己指出，此证原为表里俱有邪，应当用双解之法。脉浮发热为邪在表，咽燥口苦示热在经；邪在里，则加脉紧、腹满而喘、汗出不恶寒、反恶热、身重。若发汗攻表，表热除而内热益甚，故见躁而愦愦谵语，愦愦，意为心乱。表里有热，若加烧针，则损动荣阴，而使怵惕烦躁不得眠；若下，里热去而胃中空虚，表邪乘虚陷于上焦，烦动于膈，则使心中懊憹；舌上苔白，为热气客于胸中。用栀子豉汤吐胸中之邪。又阳明病误下，见外有热、手足温、不结胸、心中懊憹、饥不能食、但头汗出，成无己谓"此证为表证未罢而下，邪热内陷，然所陷不深，热客胸中。外有热而手足温，是热内陷而不深，故不作结胸"。"心中懊憹，饥不能食"，是热客胸中而为虚烦也。"头汗出而身无汗"，是热自胸中熏蒸于上所致。用栀子豉汤以吐胸中之虚烦。

成无己对热气客于胃中与客于胸中作了鉴别，鉴别要点为舌上苔。若舌上苔黄，为热气客于胃中；舌上苔白，则为热气客于胸中。

③蓄水证

阳明病蓄水证，成无己认为此证机制是误下后邪气自表入里，客于下焦，三焦俱热。主方猪苓汤，作用是利小便，泻下焦之热。本证见脉浮、发热、渴欲饮水、小便不利。脉浮、发热为热在上焦；渴欲饮水为热在中焦；小便不利为邪客下焦，令津液不通。用猪苓汤利小便，以泻下焦之热。

猪苓汤方用猪苓、茯苓、阿胶、滑石、泽泻。淡味渗泄为阳，猪苓、茯苓甘淡，用以行小便；咸味涌泄为阴，泽泻咸，用以泄伏水；滑可利窍，阿胶、滑石，滑以利水道。

④蓄血证

阳明蓄血证病机为血蓄下焦而为瘀血，证见喜忘、大便色黑，又有消谷善饥，不大便者。主方抵当汤，用以下瘀血。"阳明证，其人喜忘"一条，成无己将喜忘的病机归结为久有瘀血，"血并于下，乱而喜忘"。大便硬是津液不足，大便反易而色黑，是蓄血在内所致，故用抵当汤下瘀血。

又"病人无表里证，发热七八日，虽脉浮数者，可下之"一条，此证发热七八日，为邪已入腑；脉浮数，热客于气见浮脉，热客于血则见数脉，可与大承气汤攻下，下后邪热即去。若数脉仍在，"则是卫气间热合于荣血间也"，荣卫热气合并，迫血下行，使胃虚协热，故见消谷善饥。血至下焦，若六七日不大便，血不得行，蓄积而为瘀血，故与抵当汤下瘀血。

上证成无己对大承气汤攻下后仍见脉浮或脉数的机制作了解析。其云，若下后，数脉已去，但见脉浮，"是荣血间热并于卫气间也"，为"邪气独留，心中则饥，邪热不杀谷"，而应见潮热发渴之证。若下之后，浮脉已去，但见脉数，"则是卫气间热合于荣血间也"，荣卫热气合并，迫血下行，而使胃虚协热，发为消谷善饥。

⑤衄血证

阳明衄血证的机制，成无己归结为阳明经中热甚，迫血妄行。如"口燥，但欲漱水不欲咽者，此必衄"一条，渴欲饮水，为阳明里热；此证漱水不欲咽，是热不在里。阳明之脉起于鼻，络于口，此证但见口燥，故为热在经。阳明多气多血，经中热甚，迫血妄行，故作衄。又"脉浮发热，口干鼻燥，能食者则衄"一条，能食为里和，里无热；脉浮发热、口干鼻燥，为热在阳明经；热甚于经，则迫血为衄。

（三）阐发少阳病机制

1. 少阳病纲要

少阳病的性质，少阳受邪，为半表半里证。其提纲证，成无己引《内经》所云胆瘅病口苦，《针灸甲乙经》所云咽为胆之使，以及足少阳胆经脉起于目锐眦，以释口苦、咽干、目眩三证。少阳中风证，主要机制为风伤气，气壅于少阳经而为热，少阳经起于目眦，走耳中，其支者下胸中贯膈，故见经脉循行的部位病变，见耳聋、目赤、胸满而烦。邪在半表半里，除烦不可用吐，吐则伤气而使气虚，气虚则悸；胸满不可用下，下则亡血，血虚则惊。少阳伤寒证，见头痛、发热，为表未解，虽有表证，亦不可发汗，若发汗，使亡津液，令胃中干燥。少阳之邪传入胃则发谵语，故此证当用下法，以调胃承气汤下，令胃气和则愈。若不攻下，少阳木邪干胃，令胃气不和，故见烦而悸。

少阳病的传变，主要有邪在表与表邪传里。邪在表则能食而不呕，邪在里，里不和，则不能食而呕。伤寒三日，能食而不呕，是邪不传里，"但在阳也"。邪在表则外有热，邪气入里，则外无大热。伤寒六七日，邪气入里，无大热，见躁烦，为表邪传里。

少阳病的预后，伤寒三日，少阳脉小为欲已。脉大表明邪至，脉小则趋于平脉。邪在少阳，脉当见弦紧，若见脉小，是"邪气微而欲已也"。少阳病，寅至辰上为欲解时，寅、卯、辰三时为少阳木气旺盛之时，正胜邪退，故欲解。

2. 少阳病本证

（1）小柴胡汤证

小柴胡汤证主证见往来寒热、胸胁苦满、默默不欲饮食、心烦喜呕，这些证候既可见于中风证，也可见于伤寒证，"但见一证便是，不必悉具"。小柴胡汤证的病因病机，太阳篇有"血弱气尽，腠理开，邪气因入，与正气相搏，结于胁下"一条，成无己谓血弱气尽是指月廓空之时。人身气血随时间而有盛有衰，月廓空时气血衰弱，卫气不足，固护肌表的功能减弱，腠理开疏。此时若遇虚邪贼风，邪气乘虚伤人，则更为深入。邪气由表入里，结于胁下，与正气相争，故见往来寒热，休作有时。默默不欲饮食，为邪气自外传内的表现。邪高痛下，"邪在上焦为邪高，邪渐传里为痛下"，里气与邪气相搏，气逆上行，故见呕吐。

成无己在解释病机的同时，对这些证候的相关表里证进行了鉴别。恶寒发热，若邪在表则恶寒，在里则发热，邪在半表半里之间，未有定处，故见寒热往来。对于心胸腹满，邪在表，心腹不满；邪在里，则见心腹胀满；胸胁苦满，未达到心腹满的程度，是邪在表里之间的表现。默默，"静也"。邪在表则呻吟不安，邪在里则表现为烦闷乱。《素问·宣明五气》云："阳入之阴则静。"邪从表入里，即阳入之阴，在表里之间，故为静。关于饮食，邪在表，表现为能食；邪在里，则不能食；不欲食，是未达到不能食的程度，为邪在表里之间的表现。烦与呕，邪在表时不烦亦不呕，若邪在里，则见烦满而呕；烦而喜呕，是"邪在表方传里也"。手足之寒热，若邪在表，表现为手足通热；若邪在里，则见手足厥寒；邪在表里之间，见手足温，而非寒热。其余诸或然证，成无己指出是由于邪初入里，尚未有定处，所传不一，"故有或为之证"。

小柴胡汤方，组成有柴胡、黄芩、人参、甘草、半夏、生姜、大枣。柴胡、黄芩味苦，"热淫于内，以苦发之"，二药发散传邪之热。人参、甘草味甘，"里不足者，以甘缓之"，二药用以缓中和之气。邪半入里，半夏之辛以除烦呕，散里气之逆；邪半在表，姜、枣辛甘，以和荣卫。

（2）大柴胡汤证

大柴胡汤证，成无己将其病机归结为热结在里，而致里热、内实，大柴胡汤的作用为下里热、下内实。柴胡证先与小柴胡汤而不解，见呕不止、心下急、郁郁微烦，为里热已甚，结于胃中，故与大柴胡汤下其里热。

大柴胡汤方的组成，有柴胡、黄芩、芍药、半夏、生姜、枳实、大枣、大黄。柴胡、黄芩味苦，入心而折热；枳实、芍药酸苦，涌泄而扶阴；半夏味辛以散逆气；姜、枣辛甘，以和荣卫。

（3）柴胡汤证禁例

柴胡汤证禁例，主要禁用于胃气虚、津液不足者，以及停饮家。如太阳篇有"得病六七日，脉迟浮弱，恶风寒，手足温，医二三下之"一条，证见不能食、胁下满痛、面目及身黄、颈项强、小便难，不可与柴胡汤。成无己谓得病六七日所见脉迟浮弱、恶风寒、手足温，为邪气在半表半里，并非里实，故不可下。若反下之，则虚胃气、损津液，使邪蕴于里，故见不能食、胁下满痛。胃气虚，为邪热所熏蒸，发于外，而见发黄。表未解，故颈项强。亡津液，故小便难。前诸证虽为柴胡汤证，但胃气已虚，津液不足，若与柴胡汤，则更损津液，"后必下重也"。本渴而饮水呕，亦为柴胡汤禁例，成无己以饮水与呕的关系鉴别柴胡汤证。柴胡汤证之呕，为不因饮水而呕；若因饮而致呕，先渴却呕，则为水停心下，属饮家，非是柴胡汤证。食谷而哕，是物聚而哕，亦为柴胡汤之所戒。

3. 少阳病兼证

少阳病兼证，有少阳兼太阳表证的柴胡桂枝汤证、少阳兼阳明潮热的柴胡加芒硝汤证、少阳兼内燥的柴胡桂枝干姜汤证以及少阳兼烦惊谵语的柴胡加龙骨牡蛎汤证。

（1）柴胡桂枝汤证

柴胡桂枝汤证，为伤寒六七日，证见发热微恶寒、肢节烦疼、微呕、心下支结。发热微恶寒、肢节烦疼，为外证，表证尚在；呕、心下支结，为里证。表证未解，不可攻里，故以柴胡桂枝汤和解。

（2）柴胡加芒硝汤证

柴胡加芒硝汤，主治伤寒十三日不解，胸胁满而呕、日晡所发潮热、已而微利。"伤寒不解，胸胁满而呕"，是邪气尚在少阳表里之间，应以柴胡汤下，下后则病当愈，"更无潮热自利"。而以丸药误下，使肠胃虚，邪气乘虚入腑，而见日晡潮热、热已而利。潮热虽为里热已实，但胸胁满，表明胸胁之邪尚在，故应与小柴胡汤先解其外，再以柴胡加芒硝汤下胃热。

（3）柴胡桂枝干姜汤证

柴胡桂枝干姜汤证，伤寒五六日，已汗下后，证见胸胁满微结、小便不利、渴而不呕、但头汗出、往来寒热、心烦。已经汗下，则邪当解，又见前证，表明邪气尚在。胸胁满微结、往来寒热、心烦，表明邪在半表半里之间。小便不利、渴，皆为汗下之后亡津液，而使内燥的见证。但头汗出，余处无汗，是阳虚于上，津液不足。柴胡桂枝干姜汤的作用是解表里之邪，"复津液而助阳也"。

成无己对汗下之后亡津液，与邪热在里，消烁津液做了鉴别，二者皆可见小便不利、渴，以是否见"呕"之一证为判断标准。若为汗下损伤津液，见小便不利、渴而不呕；若为里热消烁津液，则见小便不利、渴而必呕。

柴胡桂枝干姜汤，方用柴胡、桂枝、干姜、瓜蒌根、黄芩、牡蛎、甘草。柴胡、黄芩味苦，"热淫于内，以苦发之"，二药解传里之邪。桂枝、甘草味辛甘，"辛甘发散为阳"，二药散在表之邪。牡蛎味咸，"咸以软之"，用以消胸胁满。干姜味辛，"辛以润之"，用以固阳虚头汗。渴为津液不足，瓜蒌味苦，"苦以坚之"，用以生津止渴。

（4）柴胡加龙骨牡蛎汤证

柴胡加龙骨牡蛎汤证，伤寒八九日，下之后，证见胸满烦惊、小便不利、谵语、一身尽重不可转侧。成无己称此证邪气为"错杂之邪"。伤寒八九日，是邪已成热，复传阳经之时，误下，使里虚而热不除。胸满、烦，为阳热之邪客于胸中。惊，为心恶热而使神不守。小便不利，是里虚，津液不能通行所致。谵语，为胃热。一身尽重，不可转侧，是"阳气内行于里，不营于肌表也"。

柴胡加龙骨牡蛎汤方义：柴胡汤用以除胸满、除烦；龙骨、牡蛎、铅丹，三药用以收敛神气、镇惊；茯苓，用以行津液、利小便；大黄，用以逐胃热、止谵语；桂枝，行阳气，以解身重不可转侧。

（四）阐发太阴病机制

1. 太阴病纲要

对太阴病提纲证的解析，成无己首先说明了太阴病的性质，为阳邪传里。太阴脉布于胃中，邪气壅塞，不得升降，而发为腹满。上焦之气不能降，见呕吐而食不下；下焦之气不能升，故见自利益甚、时腹自痛。本证腹痛应当与阴寒性腹痛相鉴别。成无己指出，阴寒在内所导致的腹痛，表现为常痛；此证为阳邪干里，虽见腹痛，"而亦不常痛"，表现为"时时腹自痛"。此证不当下，若下，可使胸下结硬，成无己谓胸下结硬即痞证，为阴邪留于胸下所致。

太阴病的传变与预后，见暴烦与下利为欲愈。太阴病至七八日，若见大便硬，为太阴之邪传于阳明腑。若见暴烦与下利，为"脾家实"，成无己将"脾家实"释为"脾气和"，谓下利是脾气逐邪下泄的表现，邪去利必自止。又太阴中风，见四肢烦疼、脉阳微阴涩而长者为欲愈。四肢烦疼为风淫末疾所致，脉阳微表明表邪少，脉涩而长为"里向和"，在里之证趋向于和调。长为阳脉，"阴病见阳脉则生"，故向愈。太阴病从亥至丑上欲解，成无己谓亥子丑三时为"向阳"之时，阳气来复，又足太阴脾经之气旺于此时，正胜则邪退，故为欲解之时。

2. 太阴病本证

太阴病本证有在表在里之分，判断的标准依据脉象，脉浮为在表，沉为在里。太阴病表证，脉浮，为邪在经，故可予桂枝汤发汗以散邪。太阴病里证，自利不渴，为寒在中焦，故予四逆等汤以温其脏寒。对太阳病误下，而见腹满时痛者，其机制为邪乘虚传于太阴，表邪未罢，里气不和，与桂枝加芍药汤，桂枝汤的作用为解表，加芍药的目的是和里。腹满痛一证，邪皆在里，又有大实大满与未成大实之别。大实大满者可除而下之，予桂枝加大黄汤，大黄的作用为下大实。若腹满痛而见脉弱、续自便利，为未成大实，可少与大黄、芍药攻其满痛，"以胃气尚弱，易为动利也"，若多用动其胃气，可使下利加重。

太阴病与少阴病皆可见自利一证，二者当详予辨别。若自利不渴，属太阴病，寒在中焦；自利而渴，属少阴病，寒在下焦。

（五）阐发少阴病机制

1. 少阴病纲要

少阴病提纲证，脉微细、但欲寐，提纲证的病机，为邪传于少阴。成无己谓脉微细为邪气传里已深的表现。"卫气行于阳则寤，行于阴则寐"，邪传于少阴，则气行于阴而寐，故见但欲寐。

少阴病治禁，有不可发汗、不可下。病在里不可发汗，亡阳表虚不可发汗，亡阳里虚不可下。"脉细沉数，病为在里，不可发汗"一条，成无己将少阴病分为邪在经与在里。始得之时，见发热、脉沉，为邪在经、在表，邪气未深，当以温剂麻黄附子细辛汤发汗，以散在表之邪。若脉细沉数，病在里，故不可发汗。又脉微者不可发汗，脉微为亡阳表虚，故不可汗。又尺脉弱涩者不可下，脉弱涩，为亡阳里虚，故不可下。

少阴病预后，凡阳气不衰、阳气得复、阴阳调和者，皆为可治、欲愈；邪甚正虚者为难治；阳气欲绝、脱，阳不能复者，皆为死证。可治、欲愈者，如下利，见手足温者可治，手足温为阳气得复之象；欲去衣被者可治，欲去衣被为阳气得复之象；脉阳微阴浮者欲愈，此脉属阳中有阴、阴中有阳，阴阳调和，故欲愈。手足不逆冷者不死，手足不厥冷，表明阳气不衰，故虽见发热，亦不死。难治者如下厥上竭，少阴病，但厥无汗，强发汗而动血，下厥上竭，为难治。但厥无汗，是热行于里，发汗而使经络空虚，热乘虚而迫血妄行。厥为下厥，上竭指血亡于上，或从目出，或从鼻出，伤气损血，邪盛正虚，故为难治。诸死证如恶寒身蜷而利、手足逆冷者不治，此为内外寒极，纯阴无阳，故不治；吐利躁烦，四逆者死，躁烦为阳气欲绝，故知必死。下利止而头眩、时时自冒者死，水谷竭则下利止，见眩冒，表明阳气脱，故死。自利、复烦躁、不得卧寐者死，此为正气弱，阳不能复，故死。

少阴病欲解时，为子丑寅三时。阳生于子，子时始阳生，子为一阳、丑为二阳、寅为三阳，阳生则阴渐退，少阴病得阳则解，故解于此三时。

2. 少阴病本证

（1）少阴病表证

少阴病表证有麻黄附子细辛汤证和麻黄附子甘草汤证，皆为少阴病始得之时，邪气尚未深入，故治以温剂发汗，以散表邪。

①麻黄附子细辛汤证

麻黄附子细辛汤证，为少阴病始得，见发热、脉沉。成无己提出少阴病当恶寒、无热，若反见发热者，为邪在表。虽见沉脉，亦为始得之时，邪气尚未深入，故当以温剂发汗，以散表邪。

麻黄附子细辛汤，方用麻黄、细辛、附子。本方符合《素问·至真要大论》所云："寒淫于内，治以甘热，佐以苦辛，以辛润之。"麻黄味甘，用以解少阴之寒；细辛、附子味辛，用以温少阴之经。

②麻黄附子甘草汤证

麻黄附子甘草汤证，为少阴病得之二三日，无里证。成无己以二三日为邪未深；无里证，指吐利、厥逆等诸里证，故可与麻黄附子甘草汤微发汗，以散表邪。

麻黄附子甘草汤，方用麻黄、甘草、附子。寒淫于内，治以甘热，麻黄、甘草味甘，用以散表寒；佐以苦辛，附子味辛，温经散寒。

（2）少阴病里证——少阴寒化证

少阴寒化证的机制，成无己归结为表邪传里，寒在下焦，下焦虚寒，其证见欲吐不吐、心烦、但欲寐、自利而渴。欲吐不吐、心烦，为表邪传里。成无己对邪传于太阴和传于少阴作了鉴别：若见腹满痛，是传于太阴；而见但欲寐，则为传于少阴。自利不渴，寒在中焦，即属太阴；自利而渴，寒在下焦，则属少阴。渴欲饮水，是肾虚水燥，故欲引水自救。小便色白，是下焦虚寒，不能制水的表现。厥阴病白头翁汤证云："下利欲饮水者，以有热故也。"本证当与之鉴别，鉴别要点以小便颜色为判断标准，成无己指出，此下利虽有渴的表现，但见小便色白，故为里寒，而非里热，需详察。

①四逆汤证

四逆汤证，病机主要为寒甚于里，以及津液亡失、阳气受损，而阴阳之气大虚。四逆汤的作用，成无己总结为温里散寒、复阳散寒、固阳退阴、复阴阳之气，可治在表在里、在上在下之寒。如阳明篇"脉浮而迟，表热里寒，下利清谷者，四逆汤主之"一条，有表热，故见脉浮，又有里寒，故见脉迟；下利清谷，为寒于里甚的表现，故与四逆汤温里散寒。又如厥阴篇"大汗出，热不去，内拘急，四肢疼"一条，见下利、厥逆而恶寒，大汗出而热不去，为亡阳；内拘急下利，为寒甚于里；四肢疼、厥逆而恶寒，为寒甚于表，表里皆寒，用四逆汤复阳散寒。又及"大汗，若大下利而厥冷"一条，大汗与大下利，皆为亡津液、损阳气的表现，以四逆汤固阳退阴。太阳篇"若重发汗，复加烧针者，四逆汤主之"一条，发汗亡阳，烧针则损阴，使阴阳之气大虚，以四逆汤复阴阳之气。

又"少阴病，饮食入口则吐，心中温温欲吐"一条，膈上有寒饮，干呕，用四逆汤温膈上之寒。成无己对胸中实与膈上有寒饮做了鉴别，鉴别要点为吐与呕。胸中实与膈上有寒饮，二者皆可见心中温温欲吐、手足寒，所区别者，胸中实，吐而有物出；膈上有寒饮，则见但干呕而不吐，无吐出之物。

四逆汤方的组成，有甘草、干姜、附子三味。《素问·至真要大论》云："寒淫于内，治以甘热。"又云："寒淫所胜，平以辛热。"甘草、干姜、附子三药相合，为甘辛大热之剂，可发散阴阳之气。

②通脉四逆汤证

通脉四逆汤证，病机为里寒外热，阳气大虚，甚者阴盛于内，格阳于外。通脉四逆汤的作用为固阳气，散阴通阳。如"下利清谷，里寒外热，汗出而厥"一条，下利清谷为里寒；外热应表现为身热不解；若汗出，使阳气通行于外，则不当发厥；若见汗出而厥，是为阳气大虚，故与通脉四逆汤固阳气。又少阴病"下利清谷，里寒外热，手足厥逆"一条，下利清谷、手足厥逆、脉微欲绝，皆为里寒的表现；身热不恶寒、面色赤为外热，此证为阴甚于内，格阳于外，阴阳不相交通，故与通脉四逆汤散阴通阳。

通脉四逆汤的加减法：面色赤者加葱九茎，葱味辛，用以通阳气；腹中痛者，加芍药，腹痛为气不通，不通则痛，芍药味酸，可通寒利；呕者加生姜，呕为气不散，生姜辛以散气；咽痛者加桔梗，桔梗能散咽中如结；利止脉不出加人参，利止脉不出为亡血，人参用以补亡血。

通脉四逆加猪胆汁汤，主治吐已下断、汗出而厥、四肢拘急不解、脉微欲绝者。吐已下断示津液内竭，因而不当见汗出；若汗出，亦不当发厥；汗出而厥、四肢拘急、脉微欲绝并见，表明阳气大虚，阴气独胜。通脉四逆汤中加猪胆汁，胆味苦寒，入心通脉，补肝和阴，引阳药入里，以免格拒。

③白通汤证

白通汤证，证见下利、脉微，病机为少阴客寒，寒极阴胜，不能制水；白通汤的作用为温里复阳散寒。少阴主水，少阴客寒，不能制水，故见下利。下利、脉微为寒极阴胜的表现，故用白通汤温里散寒，以通阳、复阳。

白通汤方用葱白、干姜、附子。"肾苦燥，急食辛以润之"，葱白味辛，以通阳气；姜、附味辛，以散阴寒。若利不止、厥逆无脉、干呕、烦，是寒气太甚，格拒于内，使阳气逆乱所致，故加猪胆汁以和阴阳，为从者反治之法。

④真武汤证

真武汤证病机为肾病不能制水，水饮停为水气，寒湿之邪盛于内外，里虚、上虚、经虚。真武汤的作用为益阳气、散寒湿、温经复阳。真武汤证在少阴病四五日，邪气已深时，肾病不能制水，水饮停而为水气，见腹痛，为寒湿内甚；四肢沉重疼痛，为寒湿外甚；"湿胜则濡泄"，小便不利、自下利为湿胜，而使水谷不别。故用真武汤益阳气、散寒湿。又太阳病篇，发汗而汗出热不解，见心下悸、头眩、身瞤动、振振欲擗地，以真武汤主之。汗出亡阳，在里阳气虚发为悸，在上阳气虚发为眩，经气虚则发为身瞤、振振摇，故以真武汤温经复阳。

真武汤方用茯苓、芍药、生姜、白术、附子，"寒淫所胜，平以辛热；湿淫所胜，佐以酸平"。茯苓、白术味甘，入脾以益脾逐水；芍药之酸、附子、生姜之辛，用以温经散湿。

真武汤加减法：若咳，加五味子、细辛、干姜，咳者为气逆，五味子酸以收逆气，又水寒相搏亦咳，细辛、干姜辛以散水寒；小便利者去茯苓，小便利则无伏水，故去茯苓；下利者去芍药，加干姜，芍药酸以泄气，不宜用于下利，故去之，干姜辛以散寒；呕者去附子，加生姜，呕主气逆，生姜散气止呕，为呕家圣药，附子补气，不利于气逆，故去之。

⑤附子汤证

附子汤证病机为阳气弱，阴气胜，寒客少阴经，附子汤的作用为温经散寒。附子汤证见背恶寒，背为阳，恶寒则表明阳气弱，阴气胜；身体疼痛、肢冷、脉沉，皆为寒盛的表现，故以附子汤温经散寒。

成无己对少阴客热与少阴无热进行鉴别，鉴别要点在于口中和与否。若口燥舌干而渴，则为热；若口中和，不苦不燥，是为无热。

附子汤方用附子、茯苓、人参、白术、芍药。附子辛以散寒，茯苓、人参、白术甘以补阳，芍药酸以扶阴。

⑥桃花汤证

桃花汤证的病机为里寒，肠胃虚弱，下焦不固。证见腹痛、下利、便脓血。桃花汤的作用是固肠止利，固下散寒。少阴病腹痛，是里寒，寒邪入里已深；下利、便脓血，为肠胃虚弱，下焦不约的表现。

桃花汤方组成有赤石脂、干姜、粳米。赤石脂味涩，涩可去脱，以固肠胃；干姜味辛，辛以散之，用以散里寒；粳米味甘，以补正气。

（3）少阴病里证——少阴热化证

①黄连阿胶汤证

黄连阿胶汤证，病机为寒伤少阴，寒极生热，阴不足，热烦于内。证见心中烦、不得卧。黄连阿胶汤的作用为扶阴散热。少阴受寒，二三日寒极变热，热烦于内，故见心中烦，不得卧，以黄连阿胶汤扶阴散热。

黄连阿胶汤方组成为黄连、黄芩、芍药、鸡子黄、阿胶。黄芩、黄连苦寒除热；阴不足，以甘补之，鸡子黄、阿胶甘温补血；芍药味酸，收阴气而泄邪热。

②猪苓汤证

猪苓汤证见于少阴病与阳明病，少阴病本证病机为里有邪热，阳明病则为热客下焦，三焦俱热。少阴病下利六七日，证见咳而呕渴、心烦、不得眠。成无己以下利渴与不渴鉴别寒热，下利不渴属太阴，为脏寒、里寒；下利呕渴，则不为寒；心烦不得眠，为邪热。猪苓汤用以渗泄小便，分别水谷。阳明病下后，脉浮发热、渴欲饮水、小便不利，与猪苓汤。此证为邪气自表入里，邪热客于下焦，而使三焦俱热。脉浮发热为上焦热，渴欲饮水为中焦热，小便不利为邪热客于下焦、津液不通。猪苓汤用以利小便，以泻下焦之热。

猪苓汤方用药有猪苓、茯苓、阿胶、滑石、泽泻。猪苓、茯苓甘淡渗泄，以行小便；泽泻味咸，咸则涌泄，以泄伏水；阿胶、滑石，滑可利窍，以利水道。

猪苓汤的禁忌：津液不足，胃中燥者不可用。阳明病，证见汗出多而渴，不可与猪苓汤，汗多津液外泄，胃中干燥，猪苓汤利小便，故不可与。

3. 少阴咽痛证

少阴病咽痛，成无己谓少阴经从肾上贯肝膈，入肺中，循喉咙，由邪传于少阴，客于咽中所致。有阴虚客热者，为猪肤汤证，治以调阴散热之法；有邪热为痛者，为甘草汤证，治以甘平除热之法；寒热相搏为痛者，为桔梗汤证，治以和少阴，调寒热；热伤于络，络燥而生疮者，为苦酒汤证，治以解络热、愈咽疮之法；少阴客寒而痛者，为半夏散及汤证，治以温经散寒之法。

（1）猪肤汤证

猪肤汤证见下利、咽痛、胸满心烦，由邪自阳经传于少阴，阴虚客热所致，与猪肤汤调阴散热。猪为水畜，气先入肾，猪肤可解少阴经客热；

加白蜜润燥除烦，加白粉益气而止利。

（2）甘草汤与桔梗汤证

少阴病二三日，咽痛，与甘草汤；不瘥，与桔梗汤。二三日，三阳之邪传于少阴，邪热客于咽中，而使咽痛。甘草味甘平以除热，故服甘草汤则瘥。若不瘥，为寒热相搏而痛，则与桔梗汤和少阴之气。桔梗汤用桔梗、甘草，桔梗辛温以散寒，甘草甘平以除热，二药相合，以调寒热。

（3）苦酒汤证

苦酒汤证，见少阴病咽中伤生疮，语声不出，由热伤于络，经络干燥，咽中受伤而生疮。苦酒汤可以解络热，以愈咽疮。苦酒汤用半夏、鸡子、苦酒，半夏辛散，以助音声；鸡子甘以缓咽痛；苦酒酸以收敛咽疮。

（4）半夏散及汤证

半夏散及汤证，病机为少阴客寒咽痛。半夏散及汤方用半夏、桂枝、炙甘草。"寒淫所胜，平以辛热，佐以甘苦。"半夏辛温，桂枝辛热，二药散少阴经中之寒；炙甘草甘平，以缓正气。

4. 少阴急下证

少阴急下证，病机为邪热已甚，肾水干，大承气汤下实邪，救肾水以全肾。少阴病得之二三日，见口燥咽干，急以大承气汤下之。得病之二三日，邪尚未深入，便见口燥咽干，是邪热已甚，肾水已干，故急与大承气汤下之，"以全肾也"。又少阴病，见自利清水、色纯青、心下痛、口干燥，急以大承气汤下之。青为肝之色，自利色青，为肝邪乘肾，肾蕴实邪，故见心下痛，口干燥，急以大承气汤攻下实邪。又少阴病六七日，见腹胀不大便，急以大承气汤下之。此证为少阴之邪入腑，阳明内热壅盛，故腹满不大便。阳明之土胜肾水，肾水干，故急与大承气汤下之，以救肾水。

（六）阐发厥阴病机制

1. 厥阴病纲要

厥阴病病机为邪传厥阴，热在厥阴经，其热已深。提纲证中消渴一证，成无己谓为邪传深入，热甚消水所致。邪自太阳传至太阴，见腹满而嗌干，尚未成渴；邪传至少阴，见口燥舌干而渴，而未成消；至厥阴，其热已深，热甚消水，故成消渴。成无己谓本证消渴的表现是饮水多而小便少。气上撞心，心中疼热，木生火，肝气通于心，厥阴客热之气上撞于心，故心中疼热。饥而不欲食，食则吐蛔，是厥阴受病，传经已尽，邪热入胃腑，胃虚而有客热，故饥不欲食。蛔无食则动，闻食嗅而出，故得食即吐蛔。若下则虚其胃气，厥阴木盛乘于胃土，必使吐下不止。

厥阴病禁例，有不可下、不可汗，阳气少者不可下，脾胃虚者不可汗。如"诸四逆，厥者不可下，虚家亦然"一条，四逆为四肢不温，厥者手足冷，二证与虚家皆为阳气少，故不可下。虚家若下，是为重虚，《金匮玉函》曰：虚者十补，勿一泻之"。又伤寒五六日，不结胸，腹濡、脉虚、复厥，为亡血，不可下。成无己指出伤寒五六日，正为邪气作里实之时，若不结胸而见腹濡者，是里无热；脉虚表明亡血，复厥为阳气少所致。"若下则为重虚，《金匮玉函》曰：虚者重泻，真气乃绝。"故不可下。不可发汗证，"下利清谷，不可攻表，汗出必胀满"。下利表明脾胃虚，胃为津液之主，若发汗亡津液，则令胃气更虚，必发胀满。

厥阴病的预后，成无己在重视阳气的同时，四时以胃气为本，在本病也非常注重胃气的状态，有胃气则生，无胃气则死。若胃气和润，则预后良好；若胃气绝，阳气脱、绝，五脏气绝，皆为死证。如"渴欲饮水者，少少与之，愈"一条，成无己谓邪至厥阴为传经已尽，欲汗之时而渴，应少少与之饮，使胃气得润则愈。又如"伤寒热少厥微，指头寒，默默不欲食，烦躁数日，小便利，色白者，此热除也，欲得食，其病为愈"一条，

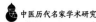

小便色白为里热已去，欲得食为胃气已和，故病愈。诸死证，如除中一证，厥利者当不能食，反能食者为除中，成无己释"除"之意为去，"中"指胃气。邪气太甚欲除去胃气，胃则欲引食而自救，故见暴能食。除中者，胃气绝则死。"伤寒六七日，不利，便发热而利，其人汗出不止者死"一条，六七日为邪正相争之时，忽暴发热，下利而汗出不止，是邪气胜，阳气脱，故为死证。发热、下利甚、厥不止者死，五脏气绝于内者则利下不禁，下利甚，厥不止，为腑脏气绝，故为死证。下利，并见手足厥冷、无脉者，若脉不还，反微喘者死，脉不还为阳已绝，反微喘，为阳气脱，阳气脱绝，故为死证。

厥阴病欲解时，从丑至卯上。厥阴属木，卯丑寅三时为阳气上升，木气偏旺之时，厥阴经气盛，故为欲解。

2. 厥阴病本证

（1）寒证

当归四逆汤主治手足厥寒，脉细欲绝者。手足厥寒，是由于阳气外虚，不能温暖四末；脉细欲绝，是由于阴血内弱，使脉行不利。当归四逆汤的作用是助阳生阴。

当归四逆汤方组成有当归、桂枝、芍药、细辛、大枣、甘草、通草。本证为脉行不利所致，故需通脉。脉为血之府，通脉当先补心益血。当归味苦入心，可助心血；"心苦缓，急食酸以收之"，芍药味酸，用以收心气；"肝苦急，急食甘以缓之"，大枣、甘草、通草味甘，用以缓阴血。

若内有久寒，用当归四逆加吴茱萸生姜汤。其中茱萸辛温，可散久寒；生姜亦辛温，用以行阳气。

干呕、吐涎沫、头痛，用吴茱萸汤。干呕、吐涎沫为里寒，头痛是寒气上攻所致。吴茱萸汤的作用是温里散寒。

（2）热证

厥阴病热证，"热少厥微，指头寒，默默不欲食"一条，成无己分析本条病机，诸见证表明邪热由初传里，至热甚于里的过程。指头寒，为厥微热少；默默不欲食，烦躁，是邪热初传于里的表现；数日后若见小便色白，为里热已去；欲得食，为胃气已和，故其病向愈。厥而呕，胸胁烦满，是厥阴之脉循行部位出现的病变，表明传邪之热盛于里。若见厥而呕，胸胁烦满，表明里热盛，不得外泄，日久迫厥阴肝血下行，故必致便血。

厥阴病热证，热利下重，以及下利欲饮水者，用白头翁汤。白头翁汤证的病机是热伤气，气虚不利。下利使津液亏少，热则伤气而致气虚不利，故见后重。白头翁汤的作用是散热厚肠。

白头翁汤方用白头翁、黄柏、黄连、秦皮，诸药味皆苦寒。《素问·宣明五气》云："肾欲坚，急食苦以坚之。"成无己谓下利致下焦虚，故以白头翁汤纯苦之剂以坚肾、坚下焦。

下利欲饮水，用白头翁汤一条，成无己对下利一证的病机，脏寒与脏中有热作了鉴别，鉴别要点在于渴与不渴。若自利不渴，为脏寒，用四逆汤温脏寒；若下利饮水，为有热，用白头翁汤以凉中。

（3）寒热错杂证

干姜黄连黄芩人参汤证、麻黄升麻汤证，二证皆属上热下寒，为今所云之寒热错杂证。但成无己并未提出寒热错杂之说，其谓二证病机皆为正气受损，里气虚。干姜黄连黄芩人参汤证属正气虚弱，寒气内为格拒；麻黄升麻汤证属里气大虚，上有浮热。

①干姜黄连黄芩人参汤证

干姜黄连黄芩人参汤证主证为寒格，寒格的病机，成无己归结为正气虚弱，寒气内为格拒。干姜黄连黄芩人参汤的作用为补正气，通寒格。本证原为寒性下利，误用吐下，损伤正气，寒气内为格拒，食入口即吐，谓之寒格。更逆吐下，成无己解释为"更复吐下，则重虚而死"，若再行吐下，正气再受损伤，是为重虚，故死。

干姜黄连黄芩人参汤方组成有干姜、黄连、黄芩、人参。"辛以散之，甘以缓之"，干姜辛热，人参甘温，二药甘辛，用以补正气；"苦以泄之"，黄连、黄芩，苦以通寒格。

②麻黄升麻汤证

麻黄升麻汤证，本证病机为里气大虚，津液亏损，肺燥气热。伤寒六七日，大下后，证见寸脉沉而迟、手足厥逆、下部脉不至、咽喉不利、唾脓血、泄利不止。成无己谓邪传厥阴，大下之后使下焦气虚，阳气内陷，故见寸脉迟、手足厥逆、下部脉不至。咽喉不利、唾脓血，是肺痿的表现，为邪传厥阴，随经射肺，使津液亏损所致。本证为下后见证，故又引《金匮要略》肺痿的病因病机，"被快药下利，重亡津液"，以证之。泄利不止，是里气大虚。麻黄升麻汤的作用是调肝肺之气。

麻黄升麻汤方用药有麻黄、升麻、当归、知母、黄芩、葳蕤、石膏、白术、干姜、芍药、天门冬、桂枝、茯苓、甘草。成无己引《金匮玉函经》"大热之气，寒以取之；甚热之气，以汗发之"文，论诸药的作用。麻黄、升麻味甘，用以发浮热；当归、桂枝、干姜味辛，以润正气之虚，并散寒；知母、黄芩苦寒，凉心去热，以泄上热；茯苓、白术味甘，缓脾生津，以润津液之不足；芍药味酸，收敛逆气；葳蕤、天门冬、石膏、甘草味甘，用以润肺除热。

（4）厥热胜复证

厥热胜复证的机制，成无己归结为阴胜则厥，阳胜则热，由阴阳交争，互为胜负，表现为或厥或热。如"伤寒先厥，后发热而利者，必自止，见厥复利"一条，成无己谓阴气胜则厥逆而下利，阴气，指阴寒之气，厥与利皆为阴寒气胜；发热是阳气来复的表现，故下利必自止；若又见发厥，

"则阴气还胜",故而复下利。又如"厥五日,热亦五日"一条,先厥五日,为阴寒之气胜,至六日,阳气来复,阳胜阴则热,热五日后阴又胜阳,故复厥。若不厥为阳全胜,故自愈。厥少热多为阳胜,如病发热四日,厥三日,复热四日,厥少则邪微,热多为阳胜邪退,病当愈;厥多热少为阴胜,如厥四日,热反三日,复厥五日,重阴则阳必却,故为病进;若厥不除,则表明阴胜于阳。若热不除,为热气有余,热搏厥阴之血,或发痈脓,或便脓血。

3. 厥阴病变证

厥阴病变证,有栀子豉汤证与小柴胡汤证。小柴胡汤证主证呕而发热,成无己只引太阳篇"呕而发热者,柴胡证具"文,并未给予详细解释。太阳篇本条注文说:"呕而发热,邪在半表半里之证,是为柴胡证具。"本证引太阳篇原文,应有邪已在半表半里之意。

栀子豉汤证为虚烦证,证见下利后更烦,按之心下濡。成无己谓下利后不烦为欲解,并对谷烦与虚烦作了鉴别。二者均为下利后更烦,若见心下坚,是为谷烦;若见心下濡,是虚烦。本证虚烦,烦而心下濡,是邪热乘虚客于胸中所致,故以栀子豉汤吐胸中之邪热。

4. 厥逆证

厥的病机,为阴阳气不相顺接,表现为手足逆冷。成无己以经脉交接为释,手之三阴经与三阳经,在手十指处相交接;足之三阴经与三阳经,在足十趾处相交接。厥阴病阳气内陷,阳经之气不与阴经之气相顺接,故见手足厥冷。

(1) 热厥

热厥证,热与厥的关系,"厥者必发热,前热者后必厥,厥深者热亦深,厥微者热亦微"。成无己论本证病机,分别为寒极生热与阳气内陷。先厥后发热,是寒极生热;前热而后发厥,属阳气内陷。厥之轻重,随阳气内陷之浅深而变化，故厥微则表明热微，厥深则提示热深。热厥证的治法，厥深者为热伏亦深，须以下法除热，若发汗，则引热上行，使火气内发，上为口糜，而见口伤烂赤。

热厥证的治法有白虎汤证一条，"伤寒脉滑而厥者，里有热也，白虎汤主之"。成无己称此证之厥为阳厥，滑为阳脉，故为阳厥，是阳气内陷，为里热，故以白虎汤散里热。

（2）寒厥

四逆汤主治寒厥证有二，病机皆为阳气受损，寒甚于表里，用四逆汤复阳散寒。一证见大汗出热不去、内拘急、四肢疼、下利、厥逆而恶寒。成无己指出若大汗出，则热当随汗散去；而汗后热反不散，是为亡阳。内拘急下利，为里寒甚。四肢疼，厥逆而恶寒，为表寒甚。四逆汤的作用是复阳散寒。四逆汤主治另一证，证见大汗、大下利、厥冷。成无己谓大汗与大下利皆为亡津液、损阳气，阳虚而阴寒胜，故生厥逆，用四逆汤固阳退阴。

（3）痰厥

瓜蒂散主治邪结在胸中，成无己只谓此为实邪，并未明确为痰结。本证见手足厥冷、脉乍紧、心中满而烦、饥不能食，成无己以手足厥冷为邪气内陷的表现；脉紧牢为实，脉沉表明邪气入腑，脉乍紧，未见沉，故邪未入腑，结在胸中而为实，故见心下满而烦；胃中无邪则喜饥，但又病在胸中，故虽饥而不能食。瓜蒂散的作用是吐胸中之实邪。

（4）水厥

茯苓甘草汤主治水厥证，证见厥而心下悸。成无己引《金匮要略·痰饮咳嗽病脉证并治》"水停心下，甚者则悸"之文，谓心下悸为水饮内甚的表现。厥证虽有寒，但本证当先治水，后治厥。若先治厥，则水饮浸流而入胃，必作下利。

（七）辨别伤寒病证

对伤寒病证的辨别，主要体现在《伤寒明理论》中。卷一至卷三对《伤寒论》50个证进行"定体、分形、析证"（严器之序）；对每一证的含义、证候表现、病因病机、病位病性、分型、鉴别及治法等详细阐述，并辨别异同。重在识形证，明脉息，晓虚实，知传变，使诸证"义理灿然"，为各证的鉴别诊断提供了有益参考。

1. 辨恶寒发热

（1）发热

对伤寒发热之证，成无己首先定义了发热的病证特点："发热者，谓怫怫然发于皮肤之间，熇熇然散而成热者是也。""怫"，郁结、滞留之义。"怫怫然"，似可以理解为郁郁然。"熇熇"，炽盛。伤寒发热的基本表现是其热发出于皮肤之间，郁郁留滞于肤表，热势渐盛，向外散发，而成此证。

发热当与潮热、寒热、烦躁三证相鉴别。"烦躁者，在内者也"，烦躁是为内热，肤表无热。"潮热之热，有时而热，不失其时"，潮热的特点是定时发热，发作有时间规律。"寒热之热，寒已而热，相继而发"，寒热是恶寒与发热交替出现，其发热为不定时发作，并无规律可言。

伤寒发热之证有在表在里的区别，在外在表者发热轻，谓之"翕翕发热"；在内在里者发热重，谓之"蒸蒸发热"。"翕翕发热"，成无己释为"若合羽所覆"，犹如被羽毛覆盖所生之热，热先自皮肤发出；"蒸蒸发热"，则"若熏蒸之蒸"，热从体内向外蒸腾散发，热自里生而发于表，热势炽盛。表热者由风寒客于皮肤，使阳气怫郁所致，故以桂枝汤发汗，以散肌表怫郁之热，除肌表之邪；里热者邪热在内，由"阳气下陷入阴中所致也"，以调胃承气汤攻下以荡涤其热。"阳气下陷入阴中"的含义，成无己在本篇并未详细说明，叵从《注解伤寒论》有关条文探究一二。《伤寒例》所论"夫阳盛阴虚，汗之则死，下之则愈；阳虚阴盛，汗之则愈，下

之则死"一条，注解说"表为阳，里为阴"，若里虚，阳热之邪乘里虚而入
于腑，"阳气下陷入阴中，则发热者是矣，下之，除其内热而愈"。从本条
注解可知，"阳气下陷入阴中"是指阳热之邪从表入里，由经传入腑。又阳
明病篇有"太阳病三日，发汗不解，蒸蒸发热者，属胃也，调胃承气汤主
之"一条，注解说："蒸蒸者，如热熏蒸，言甚热也。"太阳病三日，发汗而
热不解，是表邪已罢，邪热传里，"胃热为甚，与调胃承气汤下胃热"。综
合以上两条注解，"阳气下陷入阴中"，是指阳热之邪入胃而致胃热盛，出
现蒸蒸发热，故以调胃承气汤下胃热。

　　以上二者"为邪气在表在里而发热也"。又有邪在半表半里发热之证，
成无己指出半表半里证是表证未罢，邪气传里，而里证又未作实，邪气在
表在里都有发热，因而邪在半表半里也有发热。半表半里证因其病位的特
殊性，发热的形式并不确定，若邪气由表传入里，则发热"始自皮肤而渐
传里热"；若邪气由里向表传变，则"自内热而外达于表"，最终使"表里
俱发热"。这种发热的热势不盛，"轻于纯在表者"。

　　少阴病始得，也有发热者，成无己谓此热亦属于表热，可予麻黄附子
细辛汤发汗。《注解伤寒论》少阴病篇"少阴病，始得之，反发热，脉沉
者，麻黄附子细辛汤主之"一条，注解说少阴病应当无热恶寒，"反发热
者，邪在表也"，表明邪气未深，"亦当温剂发汗以散之"。

　　发热的预后，发热为伤寒常见的证候，但有些病变不宜见发热，如阴
阳俱虚者，以及下利后、刚刚发汗后者，"又皆恶其发热也"。并引《伤寒
论》与《内经》文以佐证。"经云：脉阴阳俱虚，热不止者死"，本引文出
自《伤寒例》。《内经》云：汗出辄复热，而脉躁疾不为汗衰，狂言不能
食，此名阴阳交，交者，死也。"本引文出自《素问·评热病论》。成无己
指出，这些发热和一般的伤寒发热不同，为危重之证，不可与寻常发热一
概而论，"医者更当明辨之"。

（2）恶寒

关于恶寒一证，成无己将其病因病机归结为风寒客于营卫，病证特点是"洒淅然恶寒"与"啬啬然不欲舒"。"洒淅"，《注解伤寒论》太阳病桂枝汤证"淅淅恶风"，注解说："淅淅者，洒淅也，恶风之貌也。"又按其《伤寒明理论·恶风》篇对恶风的解释，谓恶风比恶寒轻，可知"洒淅"是形容恶风寒的表现。"啬啬者，不足也，恶寒之貌也。"啬啬不欲舒是恶寒蜷缩的表现。恶寒属表证，可进一步划分为表虚和表实。汗出恶寒为表虚，可用解肌之法；无汗恶寒为表实，可用发汗法。

恶寒属于表证，如果在见里证的同时而微有恶寒，"是表未解也"。这一类的恶寒，治疗上则应当先解表，待不恶寒，为表证已解，此时可用攻里之法。

恶寒又有阳证、阴证之别。成无己所论恶寒主要指表证恶寒，一般均伴有发热，恶寒可与发热同见，也可先恶寒，后发热，这一类"发于阳"（这里应指三阳证），为阳证，可予发汗法。其谓又有无热恶寒，恶寒不发热，并见脉沉细而紧，"发于阴"（应指三阴证），是为阴证，需用温里之法。

恶寒应当与寒热及恶风相鉴别。恶风是"风至则恶"，若在密室、帏帐中，不使见风，便会好转；而恶寒则为无风而亦觉寒，身虽大热，"而不欲去衣"。寒热，是指往来寒热，寒热交替发作，发热时便不恶寒；而恶寒，是即便发热也不觉温暖，甚至于覆被近火，也都不能使其有所缓解，主要是由阳气不足，或风虚相搏所致。

成无己又专门提出"背恶寒"一证，引《素问·金匮真言论》"背为阳，腹为阴"之文，说明背恶寒是阴寒气盛的表现，主要在少阴病与太阳病中出现。少阴病背恶寒，见于"少阴病，得之一二日，口中和，其背恶寒者，当灸之，附子汤主之"一条，故应当治以附子汤，并用灸法。太阳病背恶寒，见于"伤寒无大热，口燥渴，心烦，背微恶寒者，白虎加人参汤主之"一条，故应当治以白虎加人参汤。成无己又进一步阐明了二者的鉴别，少阴病背恶寒病机为阴寒气盛，津液未受损，故"口中和"；太阳病背恶寒病机为表证未全罢，而阳气内陷，销烁津液，故"口燥舌干而渴"，二者鉴别要点在于"口中润燥"。

（3）恶风

恶风的病因病机为风邪中于卫表。《灵枢·本脏》篇之文云："《黄帝针经》曰：卫气者，所以温分肉，充皮肤，肥腠理，司开阖者也。"成无己引之予以分析说明。风邪伤卫，卫气功能失司，分肉不得其温而发热，皮毛不得其充而弛缓，腠理失其调节，疏松不能固密，"开阖失其司"，因而出现恶风。恶风属于阳证，三阴证不见恶风。

恶风应与恶寒相鉴别。二者同为表证，而病者感觉的程度不同，恶风较之于恶寒轻微。恶寒是"啬啬然憎寒"，不当风也恶寒。恶风则为见风或用扇即"淅淅然而恶"，不见风即舒缓。恶寒有阳证，有阴证；恶风则悉为阳证，三阴证中无恶风。

恶风的治法：恶风为表证，需用发散之法，治法又按伤寒与中风分治。无汗而恶风为伤寒，当发汗；汗出恶风为中风，当解肌。若里证见恶风，是表邪未解，应当先解表。

（4）寒热

寒热，指往来寒热。往来寒热的机制，一为邪正分争，一为阴阳相争。邪正分争，邪在表则见恶寒，邪在里则见发热，寒热交争是邪正交争的体现。阴阳相争，寒邪客于表，表为阳，寒邪与阳相争，发为寒；邪入于里化热，里属阴，热邪与阴相争，发而为热；邪在半表半里，"外与阳争而为寒，内与阴争而为热"，表里不拘，内外不定，或出表，或入里，故而寒热往来。

往来寒热的病位在半表半里。判断邪气浅深的基本方法，即以寒热多少为据，邪在表多寒，在里多热，"邪气半在表半在里，则寒热亦半矣"。往来寒热当予和解之法，主方小柴胡汤。又有大柴胡汤主治往来寒热，为病至十余日，结热在里，而见往来寒热，此为下法。

往来寒热当与寒热如疟相鉴别：寒热如疟为发作有时者；往来寒热则"作止无时"，寒热或来或往，一日有发三五次者，甚者发作十几次。

往来寒热又当与发热、恶寒相鉴别：发热，但发热不恶寒；恶寒，但恶寒不发热；往来寒热则为"热已而寒，寒已而热"，寒热轮作。

（5）潮热

伤寒潮热之证，指此证之来如若潮水涨潮，发作有时。潮热一日一发，日晡时按时而发，若一日发作三五次，则为发热，而非潮热。潮热证属阳明，为里实热证，必在日晡时发作。阳明属胃，胃属土，土旺于四季，在一日中旺于未申之时，即日晡之时。成无己引《伤寒论》阳明篇"经曰：阳明居中土也，万物所归，无所复传"这一条文，说明邪气入胃，而不再传于他经，郁于胃腑，化为实热，随土气旺时而发潮热。

潮热之治可用下法。成无己引《伤寒论》太阳篇、阳明篇三处条文予以论证："经曰：潮热者，实也。""又曰：潮热者，此外欲解也，可攻其里焉。""又曰：其热不潮，未可与承气汤。"潮热表明表证已解，为里实热证，可以承气汤攻逐里热。

潮热下法的注意事项：须表邪已解，而见小便利、大便硬者，方可攻下。若潮热见脉浮紧，下利，或小便难，大便溏，均属于表邪未解，热尚未全入腑，不可下，当予和解其外。对于太阳病与少阳病，成无己指出此二者并无潮热。少阳经气旺于寅卯之时，太阳经气旺于巳午之时，此二时发热，邪尚未入于胃腑，故不可谓之潮热。

2. 辨汗

（1）自汗

自汗，指自然汗出，并非用药或用各种发散之法而使出汗。邪气侵犯肌表，干犯卫气，卫气不能卫固皮肤腠理，因而"津液妄泄"，而使汗出潄潄然、漐漐然，称为自汗。自汗的病因病机是邪气干于卫气，卫表不固所致，邪气包括风邪、暑邪、湿邪。风邪干卫，而使卫气不和，见发热自汗出。暑邪干卫，见于太阳中暍，表现为汗出恶寒、身热而渴。湿邪干卫，多见汗出而濡。寒邪伤人往往无汗。寒邪伤营而不伤卫，卫气功能正常，故无汗。待寒邪入里化热，热则营卫通、腠理开，则可使自汗出。

自汗之证有表里、虚实之别。邪气在表，表现为汗出恶风、微恶寒，需发散解表。若汗出不止而恶风，又或发汗后恶寒，皆为表虚，需治以温经之法。邪气在里，在阳明，表现为汗出不恶寒，若发热汗多，宜急用下法，防止津脱，"又非若邪气在表而汗出之可缓也"。

自汗的预后，以必手足、遍身皆润为佳，"漐漐然一时间许"，烦热已去，身凉和畅，为阴阳之气调和，营卫通流，邪气随汗而出而解。若汗出如油，或大如贯珠，或"着身出而不流"，皆预后不良。

（2）盗汗

盗汗，指睡眠中出汗，证见汗出漐漐然，醒后则汗止而不再出。盗汗分为伤寒盗汗和杂病盗汗，杂病盗汗责之于阳虚，伤寒盗汗则为邪气在半表半里所致。若邪气在表干卫，表现为自然汗出。盗汗者邪气在表里之间，睡眠中卫行于里，邪气外行，肤表阳气不足，津液外泄，故汗出。觉醒后卫气复散于表，故汗止。成无己又引《伤寒论》文，"经曰：微盗汗出，反恶寒者，表未解也"一条，以及阳明病脉"但浮者，必盗汗出"，谓阳明病为里实证，而见脉浮、盗汗，是邪虽在里，尚有表邪。又据少阳病篇谓三阳合病，"目合则汗"，推论盗汗的病机为邪在半表半里之间。

盗汗应与自汗相鉴别。自汗无论睡与不睡，汗自然而出；盗汗则不睡不出汗。自汗之证有虚有实，盗汗之证，成无己谓"非若自汗有实者"，意应指伤寒盗汗皆为表虚，治疗上"悉当和表而已"。

（3）头汗

头部汗出，其机制成无己谓为热郁于内，不得发越，"邪搏诸阳，津液上溱"。头为诸阳之会，寒邪与阳气交争于头部，则头汗出。阳明病热越，邪热内蓄，蒸发于腠理肌表，而使遍身汗出。若热不得越，则周身无汗，成无己引《伤寒论》条文"但头汗出，身无汗，剂颈而还"一条，谓头汗出"为热不得越而上达"所致。宜予吐法或下法除热。

头汗证多属阳明，为里热，亦有邪气在半表半里而致者。如太阳篇柴胡桂枝干姜汤证，"伤寒五六日，已发汗而复下之"，见有头汗出；以及"伤寒五六日，头汗出，微恶寒"的阳微结，皆为邪在半表半里。湿家亦可见头汗，为寒湿相搏所致。若邪只在表，则不见头汗。

头汗证的预后：小便不利与湿家下后，皆不宜见头汗出，若见此证则为逆。若小便不利而见头汗出，是为阳脱，引《平脉法》云："关格不通，不得尿，头无汗者可治，有汗者死。"成无己提出小便不利为关格，故见头汗出，则预后不良。湿家下后，若见"额上汗出而微喘者"，也为亡阳之象，预后不良。

（4）手足汗

伤寒手足汗出，属于阳明证。手足汗出的病机有热聚于胃、寒聚于胃。成无己谓四肢为诸阳之本，胃属阳，主四肢，故手足汗出为阳明证。《伤寒论》说手足濈然汗出者大便必硬，手足漐漐汗出，则大便难而谵语。故成无己将手足汗出的机制归结为阳经邪热传并于阳明，热聚于胃。

阳明病汗出包括自汗、但头汗出和手足汗出，三者机制各不相同。周身自汗，称为热越，是邪热外达的表现。但头汗出，是热郁于内，不得外越，而使热气上于头面。手足汗出，是热聚于胃，津液流注于四末的结果。

手足汗出亦有寒聚于胃者。阳明病阳明中寒，其证见手足濈然汗出，"此欲作痼瘕，即是中寒者也"，是为寒聚于胃。热聚与寒聚的鉴别，前者有大便难、谵语，后者见大便初硬后溏。

手足汗出的治法：热聚于胃可下，寒聚于胃不可下。

（5）无汗

伤寒无汗，由寒邪中于经脉，腠理致密，津液内渗所致。无汗按病因病机分类，有伤寒在表、邪行于里、水饮内蓄、亡阳久虚数种。

寒邪在表而无汗，太阳病、阳明病皆可见到。太阳病有恶风、无汗而喘者，有脉浮紧、无汗发热者，以及不汗出而烦躁者。阳明病有反无汗而小便利者，有二三日呕而咳、手足厥、苦头痛鼻干不得汗者，有脉浮无汗而喘者。另有刚痉无汗，也属于寒邪在表。

邪行于里而无汗，邪气内传，不向外发散，故无汗。这一类无汗可见于阳明病与三阴病。阳明病无汗，有小便不利、心中懊憹、发黄者，有渴欲饮水、无表证者，可与白虎加人参汤。三阴病邪不在表而在里，故皆无汗。

水饮内蓄而无汗，水饮内蓄不行，不能散为津液，津液不足，故无汗。见于桂枝去桂加茯苓白术汤证，服桂枝汤或下之后，"仍头项强痛，翕翕发热无汗，心下满微痛，小便不利"。

阳虚而无汗，阳虚不能蒸腾津液，津液虚少，故无汗。阳虚而无汗，《伤寒论》有两条，一为《辨脉法》，"脉浮而迟，面热赤而战惕者，六七日当汗出而解。反发热者，差迟。迟为无阳，不能作汗，其身必痒也"。另一条为阳明病无汗，"身如虫行皮中之状，此以久虚故也"。二者均为阳虚无汗。

无汗一证的预后：若服发汗剂而仍无汗出，服三剂而亦不见汗，《伤寒例》云："至有不肯汗出，服三剂乃解。若汗不出者，死病也。"注解引《备急千金要方·卷二十八·脉法》以为证："《千金》曰：热病脉躁盛而不得汗者，此阳脉之极也，死。"表明预后不良。

3. 辨头项

（1）头痛

伤寒头痛，由邪气在经络，上攻于头部所致。头痛可见于三阳病，三阴病中惟厥阴病有头痛。三阳经皆上于头部，风寒之邪伏留三阳经，则可发为头痛。厥阴经与督脉会于颠顶，病亦有头痛。太阴经、少阴经脉不上循头部，故无头痛之证。

三阳病中太阳病以头痛为主证。太阳病属表证，其头痛治法可用发散之法，根据风寒邪气不同各自予相应方药。太阳伤寒，证见头痛发热、身疼腰痛、骨节疼痛、恶风、无汗而喘，用麻黄汤。太阳中风，证见头痛发热、汗出恶风，用桂枝汤。

厥阴病头痛，干呕，吐涎沫，用吴茱萸汤。

又有头痛甚，连于脑而手足寒，为脏腑之疾，非发散之法可治，宜详细辨别。

（2）项强

伤寒项强，为太阳病主证，亦可见于痉病与结胸病。太阳病项强的机制，项背为太阳经脉所过之处，风寒侵袭太阳，经脉不利，故"项为之急，颈为之强"，而见颈项强急。太阳表证项强，可发散而解，具体治法则需分别表虚证、表实证。表虚证伴见发热、汗出、恶风，其证轻，用桂枝加葛根汤解肌。表实证伴见无汗、恶风，以葛根汤发汗。

成无己对"项背强几几"的"几"字做了专门的释义。"几，音殊"，为"引颈之貌"。"几"，原意是指短羽鸟，"短羽之鸟不能飞腾，动则先伸引其头尔。"项背强者，其活动亦如短羽之鸟，动亦先伸引其头。

痉病亦见项强，由太阳中风兼寒湿之邪共同导致。痉病与太阳病的鉴别要点是脉象，太阳病脉浮，痉病则"脉反沉迟"。痉病项强亦当发散，可予桂枝加瓜蒌汤。

结胸病项强，为邪结胸中，可予下法，用大陷胸丸。

（3）头眩

伤寒头眩，主要见于少阳病、少阳与太阳并病以及阳明中风。头眩的机制，在少阳病，表邪传里，表阳虚，故见目眩。少阳与太阳并病头眩，亦为阳虚。太阳病发汗吐下后有起则头眩与眩冒，皆为阳虚所致。阳明病头眩，见能食而咳、咽痛，为阳明中风，风主动，故因风致眩。

眩，当与眊、运、冒相区分。眊指眼花，眩为眼黑。运，为运转，指头旋。冒，为蒙冒，指昏迷。眩多与运、冒同用，有眩运，有眩冒，需详加甄别。

头眩的预后：诸逆发汗剧者，若见言乱目眩，为病势已深，预后不良。《伤寒论》辨不可发汗篇云："诸逆发汗，病微者难瘥。剧者言乱目眩者死，命将难全。"成无己注解说此证言乱目眩，为不可发汗而强发汗，以致"脱其阴阳之气"，故为死证。

4. 辨胸胁腹满

（1）胸胁满

伤寒胸胁满，包括胸满与胁满。胸满的表现，为胸膈间气塞满闷。胁满，则指胁肋下气胀填满。胸胁满的机制，为邪气从表传里过程中，所过之处出现的病证表现。邪气内传，先自胸膈起，依次过心胁，最终入胃入腑。故胸满邪在外，多带有表证，而胁满邪在表里之中，则为半表半里证。

胸胁满的治法：胸满属表，宜发汗；胁满为半表半里证，宜和解。如太阳病误下，使脉促胸满，予桂枝去芍药汤。又太阳与阳明合病，喘而胸满，予麻黄汤。太阳病传入少阳，见胁下硬满、干呕不能食、往来寒热，脉沉紧，予小柴胡汤和解。

若邪气留于胸中，聚而为实，则需分别寒证、热证，用涌吐之法。若胸中有虚烦客热，见烦热、胸中窒，吐以栀子豉汤。若胸中有寒，证见胸中痞硬、气上冲咽喉，则吐之以瓜蒂散。

（2）心下满

伤寒心下满，表现为正当心之下，高起满硬。心下满的分类，成无己按下与未下进行划分，有不经下后心下满，有下后心下满。

不经下后心下满，再按邪气所在病位，分为邪在胸中、邪在脏腑。前者邪气在上，"高者则因而越之"，宜吐；后者邪气在里在下，"下者则因而竭之"，宜下。如厥阴病，见手足厥冷、脉乍紧、心中满而烦、饥不能食，为邪结胸中，当以瓜蒂散吐之。又如《辨脉法》"脉浮而大，心下反硬，有热属脏者，攻之，不令发汗；属腑者，不令溲数"条，成无己指出，需根据邪气所在位置之高下，或与吐法，或与下法。如阳明病心下硬满，可与吐法，不可攻下。阳明病邪气入腑，表现为腹满，为可下之证。若见心下硬满，则为邪气尚浅，未全入腑，故不可攻。若攻之，"利遂不止者死"。

下后心下满，又可分为结胸与痞气，为邪气在表，不应下而强行攻下，使邪气乘虚结于心下所致。结胸为实证，为实邪留结胸中，证见硬满而痛；痞气为虚证，虚邪留滞胸中，证见满而不痛。如柴胡汤证误下，即可致结胸与虚痞；又或太阳病误下，亦可致结胸与虚痞。结胸可治以陷胸汤、丸，虚痞胃中空虚，客气上逆，可予诸泻心汤散。

结胸证的治疗禁忌：须邪全结实方为可下之证。若脉浮大者尚带表邪，下之则重虚其里，故不可下，下之邪深结重则死。

结胸证预后：若见烦躁，为邪气胜，胃气绝，预后不良。

（3）腹满

伤寒腹满，即俗语所谓之肚胀。腹满为里证，多见于阳明病与太阴病，腹满是太阴病的主证。腹满的病位，成无己按华佗所说，伤寒五日在腹，六日入胃，待入胃时方为入腑，故邪在腹，为邪已入里，里证已深，然亦未全入腑。腹满之证有虚实之分，鉴别要点为腹满减与不减。若腹中满痛，满而不减，为实证，当用下法去其实。若腹满时减，则为虚证，不可攻下。

腹满虽为里证，又有浅深之别。若腹满不实，又见恶寒发热，则为表病未除，邪尚未全入腑；若见大满大实、坚有燥屎，为邪已入腑。

腹满实证多用下法，不同病机有不同表现，应用下法亦当详辨。阳明病腹满，若不见潮热，不可与承气汤；若见腹大满不通，可与小承气汤。太阳病下后见腹满时痛，病属太阴，予桂枝加芍药汤；若见腹满，有大实痛，予桂枝加大黄汤。少阴病腹满，并见不大便，宜急予下法。

腹满又当辨寒热，鉴别要点在于：阳热者腹满而咽干，阴寒者腹满而吐，见有食不下、自利益甚、时腹自痛。阳明病腹满多为热证，太阴病腹满多为寒证。成无己说："太阴者，脾土也，治中央。"故太阴病以腹满为主证。腹满虚寒证应予和法，用温药。

成无己又对发汗、吐、下后出现的腹满作了辨析，三者皆由邪气乘虚内客而致。太阳病发汗后腹满，由于发汗亡阳，脾胃气虚，故壅滞而为胀满，当与厚朴生姜甘草半夏人参汤温散。阳明病邪气在胸，用吐法使邪去则安。若吐后腹胀满，是胸中之邪下传入胃，实邪壅滞而致，当以调胃承气汤下之。太阳病邪气在表而误下，邪乘虚而入，郁于胸中，使气不通利，亦可发为腹满。若见心烦、卧起不安，为邪气壅于胸腹之间，当以栀子厚朴汤吐之。

（4）少腹满

伤寒少腹满，少腹指脐下，少腹满即脐下满，由邪结下焦所致。少腹满的病因，应与胸中满、心下满以及腹满相鉴别。清阳出上窍，胸中满、心下满为气满。二者病位在上焦，"在上而满者气也"，清气当出不出，积而为满，故都是气满，并无实物在内。浊阴出下窍，腹满、少腹满为物满。二者病位在下焦，"在下而满者物也"，浊物积聚为满。腹满多有燥屎，少腹满则多由或溺或血留滞于下焦所致。

少腹满，根据留积之邪的种类可分为蓄血证与溺涩证，二者的鉴别要点在于小便利或不利。若但见少腹硬满而痛，小便不利，为溺涩证；若小便利，为太阳随经瘀血在里，入于膀胱腑，"热结膀胱，其人如狂"，是为蓄血证。

少腹满证的治法：若"从心下至少腹皆硬满而痛"，是腹中上下邪气俱实，当用大陷胸汤攻下邪热。蓄血证，若表未解，当先解表；表已解，可用桃仁承气汤下蓄血。若为溺涩证，则可用渗利之法，随证而治。

5. 辨诸烦

（1）烦热

伤寒烦热，成无己说："烦者，热也。"将"烦"训为"热"，并以烦疼、烦渴、胸中烦、心中烦、内烦、虚烦为例，谓这些病证的"烦"均为"热"之义。

烦热应与发热相鉴别。发热的表现，为"怫怫然发于肌表"，时发时止；烦热之热则无休无止，一直处于发热的状态，"为热所烦"，故称烦热。烦热的病位与发热相同，二者均为表热，汗出则解，故可与桂枝汤发汗解表。

通过烦热的表现可以判断伤寒的预后。《辨脉法》云："病六七日，手足三部脉皆至，大烦而口噤不能言，其人躁扰者，必欲解也。"又云："若脉和，其人大烦，目重，睑内际黄者，此为欲解也。"大烦，意指肌表大热，是邪热欲外泄的表现，故为欲解。

（2）虚烦

伤寒虚烦，成无己说："虚烦者，心中郁郁而烦也。"虚烦的表现，为"心中温温然欲吐，愦愦然无奈，欲呕不呕，扰扰乱乱"。烦皆为热，按病位，有表热、里热之分。若只谓烦、烦热，是属表热；若有胸中烦、心中烦、虚烦，皆为邪热传里，为里热。胸中烦、心中烦皆可见虚烦。虚烦的辨证分型，有传经之热与邪热内陷，传经者宜和解，内陷者可涌吐。

传经之热所致之烦，为未经发汗、吐下而见烦。若心烦喜呕，或胸中烦而不呕，可用小柴胡汤。若为少阴病，二三日，心中烦不得卧，可予黄连阿胶汤；少阴病胸满心烦，用猪肤汤。这些都属于和解祛热之法。

邪热内陷所致之烦，多为吐下、发汗后，邪热乘虚而入而使烦。如栀子豉汤证，见虚烦不得眠、反复颠倒、心中懊憹；少气者予栀子甘草豉汤；呕者予栀子生姜豉汤；心烦腹满，卧起不安，属栀子厚朴汤主治证；身热不去，而见微烦，用栀子干姜汤。这些皆为涌吐而去热之法。

虚烦之烦当与膈实之烦相鉴别。虚烦为吐下、发汗后正气已虚，邪气乘虚而入所致，烦，按之心下濡，其证轻，与栀子豉汤轻剂吐之。膈实为未吐下发汗，邪结于胸中，心中满而烦，饥不能食，其证重，与瓜蒂散重剂吐之。

烦有虚实之分，二者又当详加鉴别。如阳明病不吐不下，而见心烦，为实烦，当与调胃承气汤攻下。若伤寒二三日，见心中悸而烦，悸为虚，烦为热，心悸甚而后见烦，故为虚烦，可与小建中汤补虚。心悸与烦同见，需辨明二证出现的先后次序，若先烦而后见心悸，是为热；若先见心悸，而后烦，是为虚。

（3）烦躁

伤寒烦躁，烦躁的释义，成无己说："烦为扰扰而烦，躁为愤躁之躁。"烦躁为热证，烦和躁之间也有阴阳之别。烦属阳，躁属阴，热轻者表现为烦，热甚者表现为躁。烦与躁的出现有先后之别，若先烦而后渐至躁，称为烦躁；若先发躁而后复烦，称为躁烦。也有不烦而只见躁者，"怫怫然便作躁闷"。大躁之甚，欲卧于泥水，但又饮水不得入，是由阴盛隔阳所致。

烦躁的病因病机：有邪气在表，有邪气在里，有因火劫而致，有阳虚者，有阴盛者。大青龙汤所见不汗出而烦躁，是邪气在表。阳明病，不大便五六日，"绕脐痛，烦躁，发作有时"，有燥屎在内，胃中燥实，是邪气在里。太阳病"以火熏之，不得汗，其人必躁"；太阳病二日，"火熨其背，令人大汗出，大热入胃躁烦"，是火劫而使烦躁。阳虚烦躁，见于太阳病干姜附子汤证，昼日烦躁不得眠，夜而安静；茯苓四逆汤证，发汗若下，病仍不去，而生烦躁。阴盛烦躁，见于少阴病吴茱萸汤证，吐利，手足冷，烦躁欲死。

烦躁的预后多死证，如太阳病，结胸证悉具，烦躁者死。厥阴病，发热下利，厥逆，躁不得卧者死。少阴病，吐利，躁烦四逆者死；四逆恶寒而身蜷，脉不至，不烦而躁者死；少阴病五六日，自利复烦躁，不得卧寐者死。以上皆为不治之证。

（4）懊侬

伤寒懊侬，"懊者，懊恼之懊。侬者，郁闷之貌"。懊侬的表现与烦闷相似，"心中懊懊恼恼，烦烦侬侬，郁郁然不舒畅，愦愦然无奈"，但懊侬比烦闷的程度更严重。懊侬的病因病机，由表证未解误下，胃中空虚，而使外邪乘虚内陷，郁而不发，结伏于胸心之间。

懊侬的治法：邪热郁于胸中者当予吐法，邪热结于胃中者当予下法。如栀子豉汤证，主治太阳病发汗吐下后，虚烦不眠，"反复颠倒，心中懊侬"；以及主治阳明病下后，"心中懊侬，饥不能食"，二证皆为邪热郁于胸中，故以栀子豉汤涌吐结热。邪热结于胃中，见于阳明病，如阳明病下后，"心中懊侬而烦，胃中有燥屎者"；以及阳明病无汗，见小便不利，"心中懊侬者，必发黄"，二证均为邪热结于胃中，故分别以大承气汤、茵陈蒿汤攻涤内热。

6. 辨诸血证

（1）衄血

衄血，指鼻中出血。伤寒衄血的病因病机为热在表，是由于经络热盛，迫血妄行，出于鼻而发为衄。经中阳盛可发衄，太阳病篇有"阳盛则欲衄，阴虚则小便难"一条，又谓"其人发烦目瞑，剧者必衄，衄乃解"。阳明病有"口干鼻燥能食者则衄"，此诸衄血皆为经中阳热之气盛所致。衄血亦有不应发汗而强发汗所致者。少阴病但厥无汗，"而强发之，必动其血"，或从口鼻出，或从目出，"是名下厥上竭"，属难治之证。

伤寒衄血当与杂病衄血相鉴别，伤寒衄血热在表，杂病衄血热在里。

伤寒衄血的治法：太阳病自行衄血，经中之邪往往随衄而解，无需用药而自愈。亦可用发汗解表之法，如伤寒脉浮紧，"不发汗，因致衄者"，用麻黄汤。又如"伤寒不大便六七日，头痛有热者，与小承气汤"，若小便清者，邪仍在表，当发汗，"若头痛者必衄，宜桂枝汤"。

伤寒衄血治法的注意事项：衄家不可发汗，"发汗则额上陷，脉急紧，直视不能眴，不得眠"。衄家阴虚，若发汗，则使津液枯竭，经络干涩，故不可予发汗法。

衄血的预后：太阳病自行衄血，病可自愈。若但头汗出，身无汗，或汗出不至足，皆预后不良。

（2）蓄血

伤寒蓄血，由太阳随经瘀热在里，血为热所搏结，结聚而不行，蓄积于下焦所致。蓄血以自心下至少腹按之满硬为主要表现，轻证但见少腹急结，重证可见如狂、喜忘。

蓄血的鉴别，以小便自利为鉴别要点。少腹硬满而小便不利，为津液留结，当利小便；少腹硬满而小便自利，为蓄血，可下瘀血。

蓄血轻证，但见少腹急结，可治以桃仁承气汤。蓄血重证如狂、喜忘，可用抵当汤、丸。如太阳病六七日，表证仍在，不结胸，发狂，少腹硬满，小便自利，以抵当汤下血。又如太阳病，身黄，少腹硬，小便自利，其人如狂，以抵当丸下之。阳明蓄血证，喜忘，屎虽硬，大便反易，其色黑，以抵当丸下之。

（3）热入血室

伤寒热入血室，室，指屋室，是"可以停止之处"。血室，即为冲脉，是"营血停止之所，经脉留会之处"。冲为十二经脉之海，为血海，是诸经之血朝会之处。男子之血通过冲脉运行而生精，女子之血通过冲脉上行为乳汁，下行为月水。故热入血室为男女共有之病证。

热入血室的机制与证候表现：在女子，为太阳随经之邪入冲脉，并于足阳明；在男子，则由阳明内热传于冲脉所致。冲脉感受热邪，迫血妄行，在男子则见下血、谵语；在女子，经气虚弱，宫室不闭，邪乘虚而入，则表现为经水适来适断。

热入血室的治疗：女子热入血室，有不治自愈者，亦有需经治疗方可痊愈者。若有留邪，需给予治疗，如妇人中风七八日，"发热恶寒，经水适来"，热除、脉迟、身凉，"胸胁下满如结胸状，谵语者"，为热入血室，当刺期门而泻其实；又如妇人中风七八日，"续得寒热，发作有时，经水适断"，亦为热入血室，治以小柴胡汤。若无留邪，必自愈，无需治疗。如妇人伤寒发热，"经水适来，昼则明了，暮则谵语，如见鬼状"，此证热入血室，因经水既来，热随血散，里无留邪，故不须治而自愈。此证太阳篇云："无犯胃气及上二焦，必自愈。"成无己认为"犯"意为"妄犯"，即以上述治疗方法妄治此证。若以谵语为阳明内实，而攻其实，则犯胃气。此证胸胁之中本无邪在内，若刺期门，则动营气，营气出于中焦，动营气即是犯中焦。此证亦无血结，若与小柴胡汤解散，则动卫气，卫气出上焦，动卫气即是犯上焦。

7. 辨咳喘

（1）咳

伤寒咳，咳，取自咳的声音，成无己说："俗谓之嗽者是也。"咳即嗽，今称咳嗽。咳嗽的病机，咳为肺之疾，由形寒饮冷伤肺，使气上逆，冲击膈咽，喉中如痒如梗，故使咳嗽。咳嗽的证候表现，可见"喉中淫淫如痒，习习如梗"，其或连续不止，坐卧不安，语言不竟，动引百骸，声闻四近。

咳嗽可分为肺寒咳、停饮咳，和邪在半表半里咳三种。肺寒而咳，由寒气侵犯皮毛，进而犯肺，为外邪所客；又或食寒饮冷，寒邪由胃循肺脉犯肺，为内邪所客，皆可发为咳嗽。停饮咳，有小青龙汤证和真武汤证，二者皆有水气，是停饮而咳。小青龙汤证为水饮与表寒相合，证见表不解、心下有水气、干呕发热而咳；真武汤证则是水饮与里寒相合，见于少阴病，证见腹痛、小便不利、四肢沉重疼痛、自下利、咳，予真武汤加五味子、细辛、干姜。邪在半表半里咳，有小柴胡汤证和四逆散证。小柴胡汤证之咳为阳邪传里动肺而致咳嗽，证见往来寒热、胸胁苦满、默默不欲饮食、心烦喜呕、咳，治以小柴胡汤去人参、大枣、生姜，加干姜、五味子。四逆散证之咳为阴邪传里动肺，见于少阴病四逆证，咳，予四逆散加干姜、五味子。二者皆为邪气自表传里而咳。

"形寒饮冷则伤肺"，无论表寒、里寒，若挟水饮，则必动肺而咳。亦无论阳邪、阴邪，若从表传里，亦必动肺而咳，"以脏真高于肺故也"。

咳为肺疾，治以发散之法，用方前已述及。

咳嗽的治疗禁忌：《伤寒论》辨不可发汗篇"咳而小便利，若失小便者，不可发汗，汗出则四肢厥逆冷"一条，成无己注解说，此证为肺经虚冷，若发汗，则导致阳气外亡，故咳嗽而小便利者不可发汗。虚者发汗，使阴寒内盛，可致"蹜而苦满，腹中雷坚"。

咳嗽的预后：《辨脉法》云："伤寒咳逆上气，其脉散者死。"成无己指出上气为肺病，散为心之脉，脉散为心火刑于肺金，《内经》称为死阴，属必死之证。

（2）喘

伤寒喘，亦由形寒饮冷伤肺所致，气逆上行而致喘。证候表现成无己形容为冲冲而气急、喝喝而息数、张口抬肩、摇身滚肚之喘。伤寒喘，可分为气不利之喘、水气射肺之喘以及腹满而喘。气不利之喘又分为邪气在表与邪气在里。邪气在表，邪气盛于外，壅遏气机，使气机不利而喘者，表现为汗出而喘，虽汗出而喘不已，可与麻黄杏子甘草石膏汤发散外邪。邪气在里者，邪气内攻，使气逆不利而发喘，表现为喘而汗出，与葛根黄芩黄连汤以利逆气。另有太阳病喘家，为"风甚气拥"而生喘，与桂枝加厚朴杏仁汤散风降气。水气射肺之喘，见于小青龙汤证，心下有水气、干呕、发热，或咳或喘，以小青龙汤去麻黄加杏仁发散水寒。腹满而喘，见于阳明病，"阳明病脉迟，虽汗出，不恶寒者，其身必重，短气腹满而喘，有潮热者，此外欲解，可攻里也"。攻里可用承气汤。

邪气在表而喘与腹满而喘的鉴别要点在于：腹是否坚满。邪气在表者，心腹必濡而不坚。

喘证的预后：若邪气内盛，正气欲脱，使气壅上逆，亦发喘，若见直视谵语，预后不良。又有汗出发润，喘而不休，为肺绝；身汗如油，喘而不休，为命绝，二者皆为不治之证。

（3）短气

短气，为"气短而不能相续者是矣"。伤寒短气的表现应与喘、气上冲相鉴别。"喘"，表现为张口抬肩、摇身滚肚。"气上冲"，表现为腹中有气，时时上冲。"短气"，则为气急而短促，呼吸次数虽多，但气不能相续，"似喘而不摇肩，似呻吟而无痛"，是为短气。

短气之证需辨表里。邪在表者可发汗，见于太阳病甘草附子汤证，风湿相搏，汗出短气，小便不利，恶风不欲去衣，与甘草附子汤发汗散风祛湿。邪气在里，见于十枣汤证，证见干呕、短气、汗出、不恶寒，此证为热内蓄而有伏饮，是表已解，里未和，与十枣汤下热逐饮。邪气在里又见于太阳病误下结胸证，证见短气躁烦、心中懊恼、心下硬，为热结胸中，以大陷胸汤下其热结。

短气之证需辨虚实，鉴别要点为腹满的特征，即腹胀满而短气者，邪在里，为实；腹濡满而短气者，邪在表，为虚。

8. 辨呕哕

（1）呕吐

伤寒呕吐，"呕者，有声者也"，俗称"哕"；"吐者，吐出其物也。"呕有声，吐有物，"故有干呕而无干吐"。呕为食谷欲呕，其证轻；吐则饮食入口而吐，其证重。

呕的病机为伤寒表邪欲传里，里气上逆，则发为呕，故半表半里证多见呕证。亦有停饮与胃脘痈脓所致之呕。

伤寒吐多为虚冷，呕则有热有寒，有停饮者，有胃脘有脓者。邪热为呕，见于柴胡汤证，证见发热、呕不止、心下急、郁郁微烦，治以大柴胡汤。寒邪为呕，见于少阴病，膈上有寒饮、干呕，当温之以四逆汤；又见于厥阴病，干呕吐涎沫、头痛，可用吴茱萸汤。停饮之呕，先渴后呕，为水停心下；若先呕而后渴，为欲解。呕家胃脘有痈脓而呕，无需治疗，脓尽自愈。

呕的治法：气逆者散其逆气，生姜可散逆气，为呕家圣药；痰饮者则下其痰饮，呕家用半夏下其痰饮，水去则呕止。

呕证的治法禁忌：阳明证发呕不可攻，呕则气逆未收，尚未为实。

呕证的预后：若呕而见脉弱、小便复利、身有微热见厥，为虚寒之甚，为难治。

（2）哕

伤寒哕，成无己将哕释义为咳逆："哕者，俗谓之咳逆者是也"。哕为胃疾，是胃受邪所致。

哕的病因病机，多由伤寒妄吐妄下所致，如湿家下之过早可致哕，虚者妄予攻下亦可致哕，如阳明病不能食，"攻其热则哕"。主要由胃中寒冷，吐下后胃虚气逆，热壅气郁，气不得通。

哕证的治法：轻证可予和解，重者则可攻下。如潮热而时哕，与小柴胡汤和解之。若厥阴病，哕而见腹满，"视其前后，知何部不利，利之则愈"，或利小便，或利大便，为攻下之法。

哕证的预后：伤寒若见哕，是病情较为危重的表现。如太阳中风，以火劫发汗，"阴阳俱虚竭，身体枯燥，但头汗出，剂颈而还，腹满而喘，口干咽烂，或不大便，久则谵语，甚者至哕"一条，"甚者至哕"，是言哕为病极重时出现的证候。又阳明病，若不小便，腹满与哕证并见，是为不治。

哕当与饐相鉴别。饐，音易，指食不下，用同噎。二者同为胃疾，饐无声，但觉胸喉间饐塞，气不得下通；哕则"吃吃然有声"。饐的病机为水寒相搏，胃气虚竭，主要见于小青龙汤证，治以小青龙汤去麻黄加附子，温散水寒。

9. 辨言语

（1）郑声

伤寒郑声，成无己说："为邪音也。"引孔子"恶郑声之乱雅乐"，释为不正之音。《伤寒论》阳明病篇："夫实则谵语，虚则郑声。郑声，重语也。"成无己谓"重"，非为重叠之义，故郑声并不是"多言"。郑声的病机是正气虚，"故使转声而不正也"。

（2）谵语

伤寒谵语，指妄有所见，呢喃而语。由真气昏乱，神识不清所致。

谵语的病因病机：六经病重者多可见谵语，如被火劫、误下致谵语、下利、下血等证皆可见谵语。此证多由胃中热盛，上乘于心，心为热所犯，神识昏乱，语无伦次，不知其所以然，而成谵妄之语。谵语若轻，则在睡中呢喃；若重，即便不睡时亦出现语言错乱。

谵语的分类，根据病因病机、伴见证以及病位的不同，成无己将之分为被火劫谵语、燥屎在胃谵语、亡阳谵语；汗出谵语、下利谵语、下血谵语；三阳合病谵语、过经谵语。治疗上，有燥屎者可用小承气汤；下血谵语为热入血室，可刺期门，泻其实热；汗多亡阳谵语，可与柴胡桂枝汤和其营卫。

谵语的预后，成无己主要从脉象判断。谵语若见身微热、脉浮大，预后良好，脉和则为向愈；若身逆冷、脉沉细，或见脉短，则预后不良。若见喘满，或自利，为气上逆、下夺，是正气已脱，皆为逆证。

谵语应当与独语、狂语、语言不休、言乱相鉴别，诸证由热之轻重不同，表现各异。谵语与独语，若表现为时有错乱之语，与人说话时言语尚为正常，属于热未到极致。独语如发作严重，可达到不识人的程度。狂语为热甚，轻者神昏而无所见觉，严重者言语喊叫。言语不休，则病情更重。乱言，指妄言骂詈，不避亲疏，为神明已乱的表现。

10. 辨心悸

伤寒悸，又称心悸，"悸者，心忪是也"。表现为筑筑惕惕然动，怔怔忪忪不能自安。

心悸按病因病机分类，可分为三种：一为气虚悸，二为气虚挟邪悸，三为停饮悸。气虚悸，由阳气虚弱，心下空虚，正气内动，而发为心悸。气虚悸见于太阳病篇，"伤寒二三日，心中悸而烦者"，治以小建中汤；又见于少阴病四逆证，"其人或悸"，治以四逆散加桂。气虚挟邪悸，多由过汗、误吐下所致。伤寒若正气内虚，汗吐下后，邪气交击，而使发心悸，此类心悸较之气虚悸病情为重。气虚挟邪悸可见于太阳病过汗，"其人叉手自冒心，心下悸"；以及太阳病误下，"身重心下悸"。此证又见于少阳病，少阳病误吐误下，"则悸而惊"；以及少阳病误汗，"胃不和则烦而悸"。此类心悸需以镇固或化散之法定其浮气。停饮悸，多为饮水过多，水饮不能宣散，留于心下，心不自安而致心悸，是停饮而悸。停饮之心悸较其他病证为甚，"虽有余邪，必先治悸"。否则水气外散，若浸于肺，则发为喘咳；传于胃，为哕、为噎；溢于皮肤，则发为水肿；水饮渍于肠间则为利下，故其治不可缓。可用茯苓甘草汤。

11. 辨振、战慄

（1）振

伤寒振，"振者，森然若寒，耸然振动者是也。"振的病机为虚寒，若虚人欲发汗，"必蒸蒸而振"，发热汗出而解。

"振"当与"战"相鉴别。正与邪相交争，则发为鼓栗而为战；振则为正虚，不与邪争，"故至耸动而振也"。振者轻而战为重。

振的证候表现有三种：一为振耸，二为振摇，三为振振欲擗地。振耸，多见于下后复发汗振寒者，为表里俱虚；以及亡血家发汗，出现寒栗而振，是为气血俱虚的表现。振摇，见于太阳病茯苓桂枝白术甘草汤证，伤寒吐下后，"心下逆满，气上冲胸，起则头眩，发汗则动经，身为振振摇"。振振欲擗地，见于真武汤证，"太阳病发汗不解，其人仍发热，心下悸，头眩身瞤动，振振欲擗地"。"振摇"和"振振欲擗地"均为发汗过多亡阳，经脉空虚，不能自主而致。茯苓桂枝白术甘草汤与真武汤皆可温经益阳，滋血助气，可补经中阳虚。

（2）战慄

伤寒战慄，成无己谓战与慄二者既相类似，又有区别。战，"身为之战摇者是也"，是形体的动作表现，属外。慄，"心战是也"，属内。战慄是邪正交争的表现，战为正气胜，栗为邪气胜。

战、慄、振，三者应当注意鉴别。战与振，振轻而战重。战与慄，战表现在外，慄表现在内。三者的病机，战与振皆为邪与正交争于表，若伤寒正气盛，驱邪外出，则汗出而不发战。若正气虚，邪正交争，微者发为振，甚者则发为战，战而汗出则病解。慄为邪正交争于里，邪入于里，正气怯弱而成慄。

战慄的预后：战预示病将解，慄则预示病情加重。伤寒六七日，战而汗出则解，"其有但心慄而鼓颔，身不战者，已而遂成寒逆"，是邪气盛，正气虚，为邪所胜。此类证多预后不良。

12. 辨诸风

（1）摇头

头为诸阳之会，摇头是由于"阳脉不治"。伤寒摇头，成无己按其表现分为三类，一为摇头言，二为独摇头，三为直视摇头。摇头言，指言语时摇头，主里痛，言语时痛剧，故头为之战摇。独摇头，多见于痉病，表现为摇头、卒口噤、背反张，由风气盛于上所致。直视摇头，又称为心绝，为五绝之一，表现为形体如烟熏、直视摇头。病机为"阳反独留"，是由于伤寒身大热，耗伤荣血，血绝不荣，"血先绝而气独在"，故形体如烟熏。直视为心经已绝的表现，阴绝而阳无根，故头为之摇，是为真脏之病。

（2）瘛疭

伤寒瘛疭，即搐。瘛指筋脉急，疭指筋脉缓。急为瘛，缓为疭，筋脉急则引而缩，筋脉缓则纵而伸。缩伸之间，动而不止，即为瘛疭。

瘛疭的病因病机：瘛疭主动，为风疾，癫痫病多发瘛疭。伤寒瘛疭多见于风热壅盛者，邪热与风相搏结于经络，四肢瘛疭而不宁。如风温被火，"微发黄色，剧者如惊痫，时瘛疭"，是热气剧盛，热甚生风。

瘛疭的治法：若以祛风涤热之剂折其大热，或可救其生。若妄以火灼，或发表，则死。太阳篇云："若火熏之，一逆尚引日，再逆促命期。"

瘈疭的预后：伤寒瘈疭，是"疾势已过"，预后多不良。如《素问·诊要经终论》云："太阳之脉，其终也，戴眼反折，瘈疭，其色白，绝汗乃出，出则死矣。"瘈疭又见于肝绝之证，《辨脉法》："唇吻反青，四肢漐习者，此为肝绝也。"肝主筋，肝绝则筋脉急，成无己注解说："漐习者，为振动，若搐搦，手足时时引缩也。"漐习，四肢动而不止，"似瘈疭而无力，不得伸缩。"

（3）不仁

伤寒不仁，"仁，柔也。不仁，谓不柔和也"。不仁表现为不知痛痒，不知寒热，任意屈伸灸刺，皆无所感觉。

伤寒不仁的病机，由邪气壅盛，闭郁正气，营卫血气虚少，不能通行于患处所致。本证见于寒气所乘之厥，《平脉法》云："诸乘寒者，则为厥，郁冒不仁。"成无己说此厥为"寒乘气虚，抑伏阳气不得宣发"，因而成厥，即扁鹊为虢太子所诊之尸厥。

伤寒不仁的预后：若见脉浮而洪、身汗如油、喘而不休、水浆不下、形体不仁，即为命绝，预后不良。

（4）直视

直视，指视物而目睛不转动。伤寒直视的病因病机，由邪气壅盛，干犯正气，使精气不能上荣于目所致，往往为不治之证。衄家、亡血家肝气已虚，若发汗亡阳，阴阳俱虚，多易出现直视。

直视的预后：伤寒出现直视的表现，为邪气亢盛已极，为逆证，预后不良。若狂言反目直视，为肾绝；直视摇头，为心绝，皆为脏气脱绝。若见直视谵语喘满、下利，为死证；又若不识人、循衣摸床、惕而不安、微喘直视，见脉弦者可生，脉涩者死。这些表现均为邪气盛，正气脱。

直视应与目中不了了相鉴别。阳明病篇，"伤寒六七日，目中不了了，

睛不和，无表里证，大便难，身微热者"，为内实，可用大承气汤、大柴胡
汤下之。

13. 辨四逆、厥、郁冒

（1）四逆

伤寒四逆，指四肢逆而不温。四逆的病因病机，由伤寒日久，于各经
传变，逐渐演变为四逆之证。伤寒之始，邪在皮肤，太阳、阳明受邪，手
足尽热；表邪传里，至少阳半表半里，手足不热而温。传至太阴，手足亦
温。至邪传于少阴，为里热已深，见手足不温，即为四逆。若邪再传于厥
阴，则发为手足厥冷。四逆证见于少阴病四逆散证，"少阴病，四逆，其人
或咳，或悸，或小便不利，或腹中痛，或泄利下重。"成无己注解说："至少
阴则邪热渐深，故四肢逆而不温也。"故四逆证是里热深重的表现。四逆散
用柴胡、枳实、芍药、甘草，成无己说："四者皆是寒冷之物"，"是知四逆
非虚寒之证也。"

四逆证应当与厥证相鉴别。四逆证病在少阴，为手足不温；厥证病在
厥阴，为手足寒。二者之治皆用四逆散。又有伤寒始得，便见手足厥而不
温，属于阴经受邪，阳气不足，可用温补之法，予四逆汤。

四逆证的预后：若吐利烦躁见四逆，预后不良。

（2）厥

厥，指手足逆冷，"厥者，冷也"。厥的表现较四逆为重。厥证的病因
病机，由邪热内陷，阴阳之气不相顺接而致。厥阴病篇："伤寒一二日至
四五日而厥者，必发热。前热者后必厥，厥深者热亦深，厥微者热亦微。"
厥证按发作的次序，有先热而后厥者，为热伏于内；有先厥而后热者，为
阴退而阳气得复。若始得便见厥证，则是阳气不足，阴气胜。

厥证的预后：病厥热五日，第六日不发厥，自愈。厥少热多，阳气
胜，病自愈。厥多热少，邪气胜，为病进。若下利，见先厥后发热，为阳

气得复，利必自止，病向愈；若热后见厥，是邪气还胜，则复下利，病不愈。厥若见恶寒而踡，预后不良，"少阴病恶寒，身踡而利，手足厥冷者，不治"。

治疗厥证的注意事项：少阴病但厥无汗，不可强发汗，若"强发之，必动其血"，血或从口鼻出，或从目出，是谓下厥上竭。

（3）郁冒

郁为郁结，为气不舒；冒指昏冒，神志不清，即昏迷。郁冒的病机为虚寒，由虚极寒乘而致；也见于太阳病下后复发汗，使表里俱虚，而生郁冒。郁冒又见于妇人产后，《金匮要略》谓新产妇人有三病：一为痉，二为郁冒，三为大便难。

郁冒的预后：若少阴病，下利止而头眩，见时时发郁冒，为虚极而脱，预后不良。

14. 辨渴

渴的机制为里有热。伤寒之邪自表传里，从太阳传于阳明，再至少阳，三阳皆受病，为邪在三阳之表，尚未化热，故不言渴。至少阳传于太阴经，邪气渐入里，寒邪渐为化热，至伤津液，故见腹满嗌干。至太阴传于少阴，里热又深，津液为热所耗，故见口燥舌干而渴。至少阴之邪传于厥阴，厥阴传经已尽，伤寒病至六七日而渴欲饮水，为欲愈，少少与之则愈。厥阴病消渴，为里热已极。

渴证的注意事项：邪气初传入里，热气散漫，耗伤津液而渴欲饮水，不可多与，若饮水过多，不能消散，则易为停饮。若大渴欲饮，与之饮，不宜多，宜"常令不足，勿极意也。言能饮一斗，与五升"。

渴证的治疗，应以润燥生津液之法，可与五苓散。若大渴欲饮水数升，与白虎加人参汤。

渴证的预后：得病而能饮水，为欲愈。若有小渴者，不可强与多饮，饮水过多而伤水，可致悸动、支结、喘咳、噎哕、干呕、肿满、下利、小便不利等证。

15. 辨自利

伤寒自利，指"不经攻下，自然溏泄"。凡腹中痛，气转下趋于少腹，为欲自利。伤寒自利的病机，多由协热而致。若表邪传里，不应下而误下，亦可致内虚协热而利。伤寒自利多见于诸合病家，合病家皆作自利，如太阳与阳明合病、太阳与少阳合病、阳明与少阳合病，皆见下利。太阳阳明合病下利，邪在表，需发散经中邪气，而后利已，故以葛根汤发汗，为发表之法。太阳与少阳合病下利，邪在半表半里，故需和解表里，而后利已，故与黄芩汤，为和解之法。阳明少阳合病下利，少阳邪气入腑，故需逐去胃中之实，而后利已，故与承气汤下之，为攻里之法。

自利证需辨寒热：自利不渴属太阴，为脏寒；少阴病自利，小便色白，为有寒；恶寒脉微，自利清谷，为有寒。下利欲饮水，有热；大便溏而小便自可，为有热；发热后重，泄色黄赤，为有热。

自利证的预后，主要从脉象判断，脉小为顺，脉微弱数者为欲自止；脉大则为未止，为逆。自利家，若身凉脉小为顺，身热脉大为逆。少阴病，"脉紧下利，脉暴微，手足反温，脉紧反去者，此为欲解"。

自利证的治法，有温止法、涩止法、分利法、攻泄法。脏寒自利，可与理中、白通、诸四逆辈温脏止利。若下焦不约，开肠洞泄，便溺遗失，与赤石脂禹余粮汤以涩洞泄。若下利仍不止，当利其小便，是分利法。若"少阴病自利清水，色纯青，心下必痛，口干燥，与下利，三部皆平，按之心下硬，或脉沉而滑，或不欲食而谵语，或瘥后至年月日复发"，以上皆为肠胃有积结，故须以通因通用之法予以攻泄。

自利证的治疗禁忌：下利虽有表证，不可发汗，若汗出必发胀满。

自利证的预后：若邪盛正虚，正气下脱，五脏气绝于内，多见下利不禁而死。如下利日十余行，脉反实者死；发热下利至甚，厥不止者死；直视谵语，见下利者死；下利而手足厥冷无脉者，灸之不温，脉不还者死；少阴病自利，复烦躁不得卧寐者死。

16. 辨筋惕肉𫮃、动气

（1）筋惕肉𫮃

伤寒筋惕肉𫮃，表现为"𫮃然而跳，𫮃𫮃然而动也"。

筋惕肉𫮃的病因病机，为发汗吐下，使津液枯少，阳气大虚，亡阳，筋肉失于所养而致，为逆证。如太阳病"脉微弱，汗出恶风者，不可服大青龙汤"，若服之则厥逆，而见筋惕肉𫮃。又如真武汤证，"动气在左不可发汗，发汗则头眩，汗不止，筋惕肉𫮃"。

筋惕肉𫮃的治法：若发汗亡阳而致表虚，可治以温经益阳之法。

筋惕肉𫮃的预后：若吐下发汗，表里俱虚，而见此证，则预后不良。伤寒吐下后，"发汗虚烦，脉甚微，八九日心下痞硬，胁下痛，气上冲咽喉，眩冒，筋脉动惕者，久而成痿"。又太阳病发汗复下后，表里俱虚，若复加烧针，"因胸烦面色青黄，肤𫮃者难治"。此二证皆为"逆之甚者也"。

（2）动气

动气，"为筑筑然动于腹中者是矣"。动气的病机为真气虚，脏气不治，随脏所主部位，在脐旁相应位置发作，"动跳筑筑然"。按《难经·十六难》，动气分为肝内证、心内证、肺内证、脾内证和肾内证，诸证的病证特点，皆有脐周动气和按之痛二证。肝内证，表现为脐左有动气，按之牢若痛；心内证，表现为脐上有动气，按之牢若痛；肺内证，表现为脐右有动气，按之牢若痛；脾内证，表现为当脐有动气，按之牢若痛；肾内证，表现为脐下有动气，按之牢若痛。是由真脏气虚，脏气不治，腹中之气发动所致。

动气的治疗禁忌，为不可汗下，若汗下皆动脏气，即便有表里之证，亦不可攻发。肝内证，动气在左，若发汗而动肝气，则见头眩、汗不止、筋惕肉瞤；若下之而动肝气，则见腹内拘急、食不下、动气更剧、卧则欲踡。心内证，动气在上，若发汗而动心气，则使气上冲心；若下之而动心气，则可致掌握热烦、浮冷、热汗自泄。肺内证，动气在右，若发汗而动肺气，则致衄、口渴、心烦、饮即吐水；若下之而动肺气，则使津液内竭，见咽燥鼻干、头眩心悸。肾内证，动气在下，若发汗而动肾气，则使发而无汗、心中大烦、骨节苦痛、目运恶寒、食则反吐。若下之而动肾气，则致腹胀满、卒起头眩、食则下清谷、心下痞。脾内证，当脐有动气，脾主中州，为胃行其津液，发汗吐下，皆先动脾气，故脾家动气者，尤其不可汗下。

17. 辨发黄、发狂

（1）发黄

发黄即瘅，"瘅者，黄也"。伤寒见发黄为病甚。发黄的病因病机，为湿，为热，湿与热皆可致发黄。湿热相交，"民当病瘅"。"瘅"，即"单阳而无阴者也"。湿热之甚者则发黄，黄家多属太阴脾经病，脾经为湿热熏蒸，色见于外，故发身黄。发黄可见于阳明病，阳明热盛致发黄，并见无汗、小便不利、心中懊憹；阳明病内热已盛，若复被火，"小便不利者必发黄"。寒湿在里亦可发黄，如阳明病篇："伤寒发汗已，身目为黄，所以然者，以寒湿在里不解故也。"

湿盛发黄与热盛发黄应相鉴别：二者病因病机不同，以发黄的色泽为主要判断标准。湿家发黄，色暗不明，身黄如似熏黄；热盛发黄，为正黄色，身黄如橘子色，"甚者勃勃出染着衣，正黄如蘗"。

发黄的治法：热盛者需泄热散热，如茵陈蒿汤证，伤寒八九日，身黄如橘子色，见小便不利，小腹满，治以茵陈蒿汤，此为泄涤其热。栀子柏皮汤证，主治伤寒身黄发热；以及麻黄连翘赤小豆汤，主治瘀热在里发黄，此二方为解散其热。又有蓄血在下焦发黄，当予下法，如抵当汤证，见身黄脉沉结、少腹硬、小便自利，其人如狂，以抵当汤下之愈。

发黄的预后：黄家为病重，多有不治者。若见寸口近掌无脉，鼻气出冷，为不治。又若形体如烟熏，直视摇头，为心绝，不治。若环口黧黑，柔汗发黄，为脾绝，亦不治。

（2）发狂

伤寒发狂，"狂者，猖狂也，谓其不宁也"。《难经》论狂，证见少卧而不饥、自高贤、自辨智、自贵倨、妄笑、好歌乐、妄行走不休。发狂证的病机皆为阳盛，可见于阳明病，其人恶人与火，闻木音则惊，独闭户牖而处，甚则欲上高而歌，弃衣而走，踰垣上屋。若伤寒热毒在胃，并于心，使神志不宁，亦可发狂。

发狂证的治法：发狂为邪热至极，须以大吐大下去其热。

发狂当与如狂相鉴别。如狂为热在下焦，证见卧起不安，而未至于狂。

发狂的预后：若见狂言，目反直视，为肾绝。若汗出辄复热，狂言不能食，为失志。此二者为真脏病，预后不良。

18. 辨霍乱

伤寒霍乱，即"上吐而下利，挥霍而撩乱是也"。霍乱的病因病机，"饮食自倍，肠胃乃伤"，多为饮食所伤。霍乱的证候表现，邪在上焦，但吐而不利；邪在下焦，但利而不吐。若邪在中焦，胃气为邪所伤，则见上吐而下利。

霍乱应与吐利相鉴别，鉴别要点在于是否有躁扰烦乱的表现。若无躁扰烦乱，只见呕吐与下利，为吐利。若上吐下利，同时见躁扰烦乱，为霍乱。伤寒吐利，为邪气所伤；霍乱吐利，为饮食所伤。霍乱亦有兼伤寒者，吐利而见头痛发热、身疼恶寒。

霍乱的分类：按寒热分，有热证、寒证，热证多欲饮水，寒证多不饮水；按吐利的表现分，有干霍乱，有湿霍乱，干霍乱欲吐利而不得吐利，湿霍乱，吐利而使水谷尽泄。

霍乱的治法：见有头痛发热，分寒热而治。热证多欲饮水，予五苓散；寒证多不饮水，予理中丸。

霍乱的预后：湿霍乱见吐利，所伤之物得以出泄，水谷泄尽则霍乱止，预后尚佳。干霍乱上不得吐，下不得利，所伤之物不得出泄，壅闭正气，烦扰闷乱，躁无所安，若见喘胀，预后不良。

霍乱的预防：需食饮有节，起居有常。

19. 辨劳复

伤寒劳复，"劳为劳动之劳，复为再发也"。劳复是指伤寒瘥后，因劳动而再发。劳复的病因病机：伤寒新瘥后，血气未平，余热未尽，因劳动外伤，或饮食内伤，使动其热，热气还于经络，因而复发。劳动外伤，既包括强力摇体、持重远行，也包括梳头洗面等小劳，亦可动气，以及忧悲思虑等劳神，亦致劳复。饮食内伤，有多食及食肉，"多食则遗，食肉则复"。

劳复的治法：瘥后劳复，自内而发，脉浮者以汗解之，脉沉实者以下解之，发汗、吐、下各法可随宜施用。劳动伤者，无需见虚烦懊恼，可予枳实栀子豉汤吐之。若有宿食，无需见腹满谵语，可加大黄下之。瘥后发热，可予小柴胡汤。多食伤者，"新虚不胜谷气，故令微烦，损谷则愈"。

劳复的预后：劳动复与食复预后皆尚佳。若为阴阳易、女劳复，内损真气，外动邪热，真虚邪盛，则预后不良。

20. 辨舌胎

伤寒舌胎为反映邪气深浅的标志。邪气在表者舌上无胎，若邪气传里，津液结搏，则见舌上生胎。舌上胎白而滑，表明寒邪初犯，未全化热，或在半表，或在半里，或客于胸中。如阳明病胁下硬满，不大便而呕，舌见有白胎，为邪气在半表半里，可与小柴胡汤。阳明病若下，胃中空虚，邪客于胸中，见心中懊憹，舌上胎白，予栀子豉汤吐胸中之邪。若邪传里化热，则见舌胎不滑而涩。如白虎加人参汤证，主治伤寒七八日不解，见恶风大渴、舌上干燥、烦渴欲饮水，为热结在里，表里俱热，津液亏耗，故舌干而涩。若舌胎黄，表明热聚于胃，为热已深，可予下法。

若舌上色黑，为热之极，预后不良。

（八）辨伤寒脉

成无己的伤寒脉学思想，主要反映在对《辨脉法》《平脉法》的注解中。注解中对脉的脉位、四时常脉、脉的循行与辨脉之法做了综合阐述。

1. 常脉

脉有三部，寸为上部，关为中部，尺为下部。荣行脉中，卫行脉外，荣卫与脉相随，流行于周身。脉对应四时，四时常脉，春应中规，夏应中矩，秋应中衡，冬应中权，不失常度。脉的循行，成无己谓人身之脉长一十六丈二尺，一呼脉行三寸，一吸脉行三寸，一呼一吸合而为一息，计脉行六寸。脉循行周身，一周需呼吸二百七十息，脉行一十六丈二尺，一日夜呼吸有一万三千五百息，脉行八百一十丈，在周身循行五十度。经脉循行终而复始，如环无端。

2. 候五脏脉法

虚实死生之要，皆见于寸口，寸口为经脉之始，故用三部以候五脏气，诊查病之虚实。脉之太过与不及，皆表明有邪气干犯正气，需审看在表在里，入腑入脏，随邪气所在而治之。候五脏脉法，脉有三菽、六菽之重。菽，即豆。候肺部脉当如三菽之重，与皮毛相得；候心部脉当如六菽之重，与血脉相得；候脾部当如九菽之重，与肌肉相得；候肝部当如十二菽之重，与筋平；候肾部则当按之至骨，举指来疾为肾脉。

3. 辨五脏常脉与病脉

肝应东方木，旺于春季，万物始生之时，其脉弦。肝之平脉的形态，脉来微弦，濡弱而长，肝病若见此脉，为肝气已和，其病向愈。肝之真脏脉，脉来如弦，直而不软，谓之纯弦，是无胃气的表现，为死脉。心应南方火，旺于夏季，夏季阳气胜于外，气血淖溢，故其脉洪。心之平脉的形态，为脉来洪大而长，来盛去衰。心之病脉，若见脉来微而去大，是为反本脉。成无己引《素问·离合真邪论》所云"大则邪至，小则平"，谓脉微为正气之象，脉大为邪气之象。脉来象用以候表，表和则脉来微；脉去象用以候里，里病则见脉去大。心脉来不盛去反盛，为不及，主病在中。心脉见头小本大，名为复，主病在表，成无己所言头小本大即前小后大。小主正气，大主邪气，此脉的病机是邪气先在里，又复还于表，故称为复。肺应西方金，旺于秋季，其脉毛浮。成无己释"毛"之义，谓"轻、虚、浮曰毛"，毛脉的脉象具有轻、虚、浮的特点。毛脉为肺之平脉，若肺病见此脉为向愈。肺病若见缓迟之脉亦为向愈，成无己以缓迟为脾脉，脾为肺母，子母相生，故向愈。肺病若见数脉为病剧，数为心之脉，心火克肺金，故病剧。

4. 辨脉之阴阳

《辨脉法》将脉分为阴脉与阳脉，阳脉有大、浮、数、动、滑；阴脉有沉、涩、弱、弦、微。成无己指出，"阳道常饶"，大、浮、数、动、滑五脉，比平脉为有余，故为阳脉；"阴道常乏"，沉、涩、弱、弦、微五脉，比平脉为不及，故为阴脉。伤寒为病，若邪在表，则见阳脉；若邪在里，则见阴脉。阴病见阳脉，表明邪气自里出表，欲作汗而解，故主生；阳病见阴脉，则示邪气自表入里，为正虚邪胜，故主死。

成无己解释了脉阳结、阴结的病机。"结"，意为"气偏结固"。脉当阴中有阳，阳中有阴，阴阳相杂，方为和平。阴阳之气不得相杂，即为结。阳结见脉浮数、能食、不大便，是"阳气结固，阴不得而杂之"，为里实。阴结见脉沉迟、不能食、身体重、大便硬，是"阴气结固，阳不得而杂之"。

5. 辨脉之荣卫

荣卫，是成无己伤寒辨证中极为重视的两个因素。荣为阴，主血；卫为阳，主气。荣行脉中为根，卫行脉外为叶。荣卫与脉相随，邪气伤于荣卫，皆反映于脉象。伤寒诸经脉为病，成无己谓病因有八邪，伤于外者为风寒暑湿，伤于内者有饥饱劳逸。风寒暑湿之邪伤于荣卫，风邪所伤见脉浮，寒邪所伤见脉紧，中暑见脉滑，中湿则见脉涩，脉沉为伤于阴，脉浮则为伤于阳。

脉象与荣卫的关系：浮主候卫，沉主候荣，可以从脉之浮沉判别荣卫之气的盛衰。阳脉浮主卫气强，风邪犯表，卫气与邪相搏，故见浮脉。脉弱主卫气微，阳气不足。寒伤荣，脉迟主荣血中寒，为经中有客邪。脉滑为邪气并于荣，而使荣气实。

6. 辨趺阳脉

成无己以趺阳脉为脾胃之脉。其云："趺阳者，胃之脉"，"趺阳之脉，以候脾胃。"脾胃脉以迟缓为常脉，成无己指出：缓为胃脉，迟为脾脉，故趺阳脉亦以迟缓为常脉。

趺阳脉的病脉，有脾胃不足而脾胃虚寒者，有邪陷于里，胃虚脾热者，有脾胃气实者，有脾胃之气不能宣布者，以及脾气虚衰者。

脾胃不足而脾胃虚寒者，趺阳脉脉象为浮而涩。脉浮为胃虚，脉涩主脾寒，脾胃虚寒，则见谷不消、水不别，当病下利。脾胃虚寒脉象又有大而紧、紧而浮者。脉大为虚，脉紧为寒，大而紧主胃中虚寒，当病下利。趺阳脉紧而浮，亦主脾胃虚寒。成无己指出，浮为胃气虚，紧主脾中寒，胃虚则病满，脾寒则病痛，虚寒相搏，使肠鸣而转，可见下泄。若虚寒之

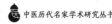

气至于下焦，结于少阴，聚于阴器，可使阴肿大而虚。邪陷于里，胃虚脾热者，脉象见浮数，此脉为妄下，伤胃动脾所致。邪在表，见浮脉，妄下使胃气虚，荣卫之邪乘虚内陷，邪客于脾，以动脾气，故脉见数。胃虚脾热，津液亏少，可见大便硬；邪气留于脾，使脾气不治，不能消磨水谷，可见虽饥而不杀谷；脾为热烁，不能为胃行其津液，可见潮热发渴。脾胃气实者，脉象见滑而紧。滑主胃实，紧为脾强，脾胃一实一强，强实相击，可使脏腑自伤而作痛。脾胃之气不能宣布者，脉象见伏而涩，病主关格。脉伏示胃气伏而不宣，壅塞中焦，见吐逆而水谷不化。脉涩则表明脾气涩而不得输布，邪气拒于上焦，可使食不得入。跌阳脉不出，主脾气虚衰，可见身冷肤硬。脾气虚衰不能消磨水谷，荣卫之气不得通营于外，故使跌阳脉不出。卫气不温，故使身冷；荣血不濡，故令肤硬。

（九）伤寒制方思想与方论

成无己提出七方、十剂为制方之体用，制方必本于气味；病需与药对，药又需与病宜，"处方之制，无逾是也"。《药方论》对桂枝汤、麻黄汤等20首《伤寒论》主方方义做了详解，论各方主治、配伍机制、功效、加减、适应证、禁忌等。以君臣佐使论配伍，以气味论功用，开后世方论之先河，为方剂学理论的发展做出了重要贡献。对20首方义，重在参考《注解伤寒论》的有关论述，尽可能全面地展现成无己对这些方剂的认识。

1. 论制方体用

《药方论序》对制方的有关内容作了较为全面的论述，是成无己对宋以前制方法则的全面总结与进一步发挥，充分展现了成无己的制方思想，对后世制方方法的发展起到了重要作用。关于制方，成无己提出了制方之体用思想，即十剂为体，七方为用。十剂，分别是宣、通、补、泻、轻、重、涩、滑、燥、湿。七方，分别是大、小、缓、急、奇、偶、复。在制方体用之中，最为核心、关键的是药物气味，"是以制方之体，欲成七方之用者，必本于气味生成，而制方成焉"。

药物气味，包括寒、热、温、凉四气，酸、苦、辛、咸、甘、淡六味，每一药均兼具气味，气味为药物之理性，制方君臣佐使的选择皆需依据气味，"斟酌其宜，参合为用"。

君臣佐使，并非指《神农本草经》所云三品之君臣，无论有毒无毒，需针对所治疾病进行拟定。"主病之谓君，佐君之谓臣，应臣之谓使"，制方需使君臣有序，择相须、相使者为用，制其相畏、相恶者，而勿用相反、相杀者。

君臣佐使的药物数量搭配，常规可用一君二臣三佐五使，亦可用一君三臣九佐使。若多君少臣，或多臣少佐，皆使方剂"气力不全"。

方剂君臣佐使的配伍制式，可分为大小之制与奇偶之制。大小之制分为三类：小制，为君一臣二；中制，为君一臣三佐五；大制，为君一臣三佐九。药数多则药气缓，数少则药气迅急。奇偶之制可分为四类，包括奇制二种，偶制二种。奇制有君一臣二、君二臣三；偶制有君二臣四、君二臣六。

制方奇偶之制的选择标准，"近者奇之，远者偶之"。所谓远近，是指身体的部位远近。在体外部，或身半以上，气为近，宜用奇制；在体内部，或位于身半以下，气为远。在脏腑，心肺位于膈上，为近，宜用奇制；肾肝位于膈下，为远，宜用偶制。

制方药物数量与用量的选择标准，"近而奇偶，制小其服；远而奇偶，制大其服"。补上治上制以缓，补下治下制以急。肾肝位远，药数多则气缓，药气不能速达于下部，必剂量大而药数少，药气迅急，可以走下。心肺位近，药数少则其气急，不能发散于上，故必剂量少而药数多，则药气易散，可以补上。

药物作用缓急与气味的关系：急则气味厚，缓则气味薄。

五脏用药常制：药数为肾一、肝三、脾五、心七、肺九。

《素问·至真要大论》云："汗者不以奇，下者不以偶。"成无己认为，奇方剂量大而味数少，以取迅走于下，故下药用奇不用偶方；偶方剂量少而味数多，以取药效发散于上，故发汗用偶方不用奇方。

2. 伤寒方论

（1）论桂枝汤

桂枝汤为太阳中风专方，其作用为解散风邪、调和荣卫，主要用于解肌。桂枝汤用于太阳中风，风邪干于卫气，自汗，皮肤腠理疏松者。

桂枝汤的用法应与麻黄汤相鉴别。麻黄汤专于发汗，适用于寒邪盛，腠理致密，营卫邪实，津液禁固，而见发热无汗，脉浮紧。桂枝汤长于解肌，适用于风邪盛，腠理疏松，发热自汗，脉浮缓者。桂枝汤作用弱，麻黄汤作用强，故发汗吐下后津液亏耗，身疼不休，与桂枝汤解肌，而不可与麻黄汤发汗。

桂枝汤的配伍，以桂枝为君，芍药为臣，甘草为佐，生姜、大枣为使。风邪为病用药气味的选择，依据《素问·至真要大论》"风淫所胜，平以辛，佐以苦，以甘缓之，以酸收之"，发散风邪，必以辛味为主味，桂枝味辛热，辛甘发散为阳，可宣导诸药，故用以为君。芍药味苦酸微寒，为臣。甘草味甘平，为佐。生姜味辛温，大枣味甘温，二者为使。姜、枣的作用，二药味辛甘，既可发散，又可行脾之津液，以和营卫。麻黄汤专于发汗而通津液，故不需用姜、枣行化。

（2）论麻黄汤

麻黄、葛根为轻剂，轻可去实。实指寒邪在表，皮腠坚实。

麻黄汤主治太阳伤寒表实证，应与内实相鉴别。表实指寒邪在表，营卫气胜，津液内固，无汗之表实；内实，则为腹满便难之内实。

麻黄汤的作用：寒邪在表，汗不出而腠理密闭，故需以轻剂扬之，麻黄、葛根等皆为轻剂。

麻黄汤的配伍，以麻黄为君，桂枝为臣，甘草、杏仁为佐使。依据《素问·至真要大论》"寒淫于内，治以甘热，佐以辛苦"，麻黄味甘苦，为轻剂，专主发散，主祛寒，故为君。风邪在表，以桂枝解肌，故用桂枝为臣，主祛风。甘草味甘平，杏仁味甘苦温，用以为佐使。《素问·脏气法时论》云："肝苦急，急食甘以缓之。"肝主荣血，伤寒荣胜卫固，血脉不利，故以甘草、杏仁之甘味缓其不利。

桂枝汤佐以芍药，与麻黄汤佐以杏仁，二者有异曲同工之妙。桂枝汤主中风，风则伤卫，卫实而营弱，桂枝汤佐以芍药，用以和荣。麻黄汤主伤寒，寒则伤荣，荣实而卫虚，麻黄佐以杏仁，用以利气。

（3）论大青龙汤

青龙，为东方甲乙木神，应春而主肝，专主发生之令。以青龙名方，是指此方能发散营卫两伤之邪，应肝木之体。

大青龙汤主治风寒两伤，营卫俱病。本方与桂枝汤、麻黄汤均为发汗之剂，桂枝汤主中风，麻黄汤主伤寒，大青龙汤则主风兼寒，寒兼风，风寒两伤，针对中风脉浮紧，伤寒脉浮缓，本方两解风寒。

大青龙汤的配伍，以辛甘之味为主。辛甘均为发散，麻黄味甘温，桂枝味辛热，寒伤营，寒宜甘发，故以甘缓之；风伤卫，风宜辛散，故以辛散之。此风寒两伤，营卫俱病，故以甘辛相合，而发散荣卫之风寒。故麻黄、甘草、石膏、杏仁发散荣中之寒，桂枝、姜、枣解除卫中之风。

本方麻黄为君，桂枝为臣，甘草、杏仁、大枣、生姜为佐，石膏为使。表虚肤缓以桂枝为主，此证表实腠理密，则以麻黄为主。本方以麻黄为先，桂枝为后，故麻黄为君，桂枝为臣。甘草味甘平，杏仁味甘苦，二药为佐，助麻黄发表。大枣味甘温，生姜味辛温，辛甘相合，二药亦为佐，助桂枝解肌。石膏味甘辛微寒，为使。石膏为重剂，专达肌表，轻剂、重剂共用，以同散阴阳之邪。

大青龙汤的使用注意：本方为发汗重剂，若过用可致亡阳。若脉微弱，汗出恶风不可服，"服之则厥逆，筋惕肉瞤，此为逆也"。大青龙汤的服用方法：一服汗者停后服。若再服，可致汗多亡阳，虚而恶风，烦躁不得眠。

（4）论小青龙汤

青龙汤主风寒两伤营卫，中风见寒脉，伤寒见风脉。小青龙汤主治伤寒表不解，心下有水气，本方可祛除表里之邪气。

小青龙汤的配伍，以麻黄为君，桂枝、甘草为臣，芍药、五味子为佐，干姜、细辛、半夏为使。本证表不解，麻黄味甘辛温，则以麻黄为君，发散表邪。桂枝味辛热，甘草味甘平，二药佐麻黄表散，为臣。《素问·脏气法时论》云："肺欲收，急食酸以收之。"寒饮伤肺，肺气逆，见咳逆而喘，芍药味酸微寒，五味子味酸温，二者为佐，以收逆气。水停心下，津液不行，则肾气燥。《素问·脏气法时论》云："肾苦燥，急食辛以润之。"干姜味辛热，细辛味辛热，半夏味辛微温，三者为使，三药之辛，可行水气润肾，以散寒水，收逆气，使津液通行，汗出而解。

小青龙汤的加减，针对心下水气散行的不同见证予以增损。

若渴，去半夏，加瓜蒌根。辛者燥，苦者润，半夏味辛温，燥津液，为渴者所不宜，故去之。瓜蒌根味苦微寒，生津液，润枯燥，可使津液通行。

若微利，去麻黄，加芫花。下利者不可攻其表，汗出必致胀满，故去麻黄。芫花味苦寒，酸苦为涌泄之剂，芫花下水，水去则利止。

若噎者，去麻黄，加附子。噎为胃气虚竭，胃有寒不可发汗，故去麻黄。附子辛热，辛散寒，热温气，可祛散冷寒之气。

若小便不利，少腹满，去麻黄，加茯苓。水蓄下焦，可予渗泄，不宜发汗，故去麻黄。茯苓味甘淡，淡渗行水，行津液，故加之。

若喘者，去麻黄，加杏仁。喘为气逆，麻黄发越阳气，去之则气易顺。杏仁味甘苦温，以泄逆气。

（5）论大承气汤

大承气汤方名的含义，成无己说："承，顺也。"伤寒邪入胃腑，胃中之气郁滞，糟粕秘结，壅而为实，"是正气不得舒顺也"。大承气汤通可去滞，泄可去邪，荡涤胃腑之实，"使塞者利而闭者通，正气得以舒顺"，故名之为承气。

大承气汤的配伍，枳实为君，厚朴为臣，芒硝为佐，大黄为使。味苦能泄，下必以苦。枳实苦寒，溃坚破结，是以为君。《素问·至真要大论》云："燥淫于内，治以苦温。"厚朴苦温，泄满除燥，是以为臣。《素问·至真要大论》又云："热淫于内，治以咸寒。"芒硝味咸寒，寒邪入里化热，热聚于胃而为实，芒硝咸寒，除热消实，故为佐。《素问·至真要大论》又云："燥淫所胜，以苦下之。"大黄味苦寒，荡涤燥热，故为使。

大承气汤的使用注意，本方为下剂，用之需谨慎。使用指征为大满大实、坚有燥屎，否则不可用。若无满实而用之，可出现结胸、痞气之证。

（6）论大柴胡汤

大柴胡汤可逐邪热，为攻下剂之轻缓者，主治里热已甚，结于胃中者。用于伤寒发热七八日，脉浮数者，以大柴胡汤下之。又有太阳病过经十余日，呕不止，心下急，郁郁微烦，与大柴胡下之则愈。

大柴胡汤的功用应与大小承气汤相鉴别。三方皆为泻实之剂，而有峻缓轻重之别。大小承气汤为泻实之峻剂、重剂、快剂，可泄坚满，适用于大满大实，坚有燥屎者。大柴胡汤为泻实之缓剂、轻剂，以逐邪热为主，适用于治疗不至大坚满，而邪热甚，须攻下者。

大柴胡汤的配伍：柴胡为君，黄芩为臣，枳实、芍药为佐，半夏、生姜、大枣为使，大黄亦为使。本证热气有余，柴胡味苦平，微寒，苦入心而折其热，故为君；黄芩味苦寒，除邪热，故为臣；芍药味酸苦微寒，枳实味苦寒，酸苦亦可泄实折热，故以二药为佐；半夏味辛温，生姜味辛温，大枣味甘温，辛者散逆气，甘者缓正气，故为使。大黄有将军之号，功专于荡涤攻下，故为使。

（7）论小柴胡汤

小柴胡汤为和解表里之剂，适用于治疗伤寒邪气在半表半里，不宜发汗，也不宜吐下者。

小柴胡汤的配伍，柴胡为君，黄芩为臣，人参、甘草、半夏为佐，生姜、大枣为使。《素问·至真要大论》云："热淫于内，以苦发之。"邪在半表半里，表里之间，"则半成热矣"。"迎而夺之"，不使热内传，故以苦寒散热。柴胡味苦平微寒，黄芩味苦寒，以柴胡为君，黄芩为臣，发传邪之热，"以成彻然发表之剂"。人参味甘温，甘草味甘平，邪气传里，"里不足者，以甘缓之"。人参、甘草之甘为佐，以缓中和之气，"扶正气而复之"。半夏味辛微温，邪半入里则里气逆，辛以散之，故用半夏为佐，除烦呕、顺逆气而散邪。三味佐柴胡以和里，里气平正，邪即不得深入。生姜味辛温，大枣味甘温，邪半在表，与荣卫相争，以辛甘发散解之。生姜、大枣为使，以和荣卫，辅柴胡以和表。"七物相合，两解之剂当矣。"

小柴胡汤的加减：邪气所传，见证不一，随证予以增损。

胸中烦而不呕，去半夏、人参，加瓜蒌实。烦主热，呕主气逆，胸中烦而不呕，"则热聚而气不逆，邪气欲渐成实也"。人参味甘，甘令人中满，热实不宜用补，故去之，使不助热。半夏味辛，辛散逆气，既不呕，无逆气，故去之。瓜蒌实味苦寒，"除热必以寒，泄热必以苦"，加瓜蒌实以通泄胸中郁热。

若渴，去半夏，加人参、瓜蒌根。渴为津液不足，半夏味辛性燥，为渴者所不宜，去之则津液易复。人参味甘而润，瓜蒌根味苦而凉而坚，彻热生津，二者坚润相合，津液生而渴自除。

若腹中痛，去黄芩，加芍药。邪气入里，里气不足，寒壅腹中而痛。黄芩味苦寒，苦性坚而寒，不利中气，去之则中气易和。芍药味酸苦微寒，"酸性泄而利中"，以芍药通里气去壅，而痛自除。

若胁下痞硬，去大枣，加牡蛎。甘令人中满，大枣味甘温，痞者不宜，故去之。痞硬宜咸以软之，牡蛎味酸咸寒，以消痞硬。

若心下悸，小便不利，去黄芩，加茯苓。水蓄不行，留而为饮，见心下悸，小便不利。黄芩味苦寒坚肾，肾坚则水益坚，故去之。淡味渗泄，茯苓味甘淡，使津液通流，以泄伏水。

若不渴，外有微热，去人参，加桂。不渴则津液足，里自和，人参主内，故去之。外有微热，表未解，以桂枝发汗，发散表邪。

若咳，去人参、大枣、生姜，加五味子、干姜。咳为肺气逆，甘补中壅气，使肺气愈逆，人参、大枣味甘，故去之。肺欲收，急食酸以收之，五味子酸温，收逆气。肺寒则咳，生姜温而干姜热，辛热散寒气，故去生姜，加干姜。

（8）论栀子豉汤

栀子豉汤为吐剂，适用于治疗邪乘虚留于胸中，胸中虚烦之证。伤寒邪气自表而传里，留于胸中，邪在高分，高者因而越之，吐法即是越之之法。

栀子豉汤主治证应与瓜蒂散相鉴别。瓜蒂散吐胸中实邪，用于膈实之证，不经汗下，邪气蕴郁于膈，见胸中痞硬。栀子豉汤吐胸中虚烦，用于发汗吐下后，邪气乘虚留于胸中，见虚烦不得眠，或心中懊憹者。

栀子豉汤的配伍：以栀子为君，香豉为臣。酸苦涌泄为阴，苦以涌吐，寒以胜热，栀子味苦寒，涌吐虚烦，为君。香豉味苦寒，助栀子以吐虚烦，为臣。

（9）论瓜蒂散

瓜蒂散为吐剂，适用于治疗邪气客于胸中，而使胸中满者，属迎而夺之之法。见于伤寒四五日，邪气客于胸中，胸中烦满，气上冲咽喉不得息，吐证已具者。

瓜蒂散的配伍，以瓜蒂为君，赤小豆为臣，香豉为使。湿气在上，以苦吐之，寒湿留于胸中，瓜蒂味苦寒，以吐胸中之邪，为君。赤小豆味酸涩，酸苦涌泄，赤小豆之酸分涌膈实，为臣。香豉味苦寒，去上膈之热，为使。酸苦相合，涌吐胸中之痰。

瓜蒂散的禁忌：亡血虚家不可与。瓜蒂散为快剂，重亡津液、亡血虚家本津液不足，故不可用。

（10）论大陷胸汤

大陷胸汤主治结胸证。结胸由邪结于胸中，若系结之结，邪气与阳气相搏结，气壅于心下，为硬为痛。结胸为高邪，处于身之高分，"低者举之，高者陷之，以平为正"，此方陷下以平之，故称陷胸汤。

大陷胸汤为利药之快剂，剂大而数少，取其效之迅疾，可分解结邪，为奇方之制。伤寒结胸，非此汤不能通利。

大陷胸汤的配伍，以甘遂为君，芒硝为臣，大黄为使。甘遂味苦寒，泄热，其气透达患处，陷胸破结，为君。芒硝味咸寒，咸以软坚，寒以胜热，为臣。大黄味苦寒，陷胸涤热，为使。

（11）论半夏泻心汤

半夏泻心汤泻心下之邪，主治痞证，为分解之剂。

半夏泻心汤主治证应与陷胸汤相鉴别。陷胸汤作用为攻结，主治结胸，邪结在胸中，病机为气结而不散，壅而不通；泻心汤攻痞，主治痞证，邪留心下，病机为塞而不通，否而不分。

半夏泻心汤的配伍：黄连为君，黄芩为臣，半夏、干姜为佐，人参、甘草、大枣为使。苦先入心，以苦泄之，泻心以苦为主，黄连味苦寒为君，黄芩味苦寒为臣，以降阳而升阴。辛走气，辛以散痞，半夏味辛温，干姜味辛热，以分阴而行阳。痞满为阴阳不交，上下不通，甘草味甘平，大枣味甘温，人参味甘温，甘补脾和中，中气和而通上下，交阴阳，使水升火降，而痞消热已。故用人参、甘草、大枣为使。

（12）论茵陈蒿汤

茵陈蒿汤为大寒之剂，主治发黄。发黄为热之极，故需大寒之剂彻其热。

茵陈蒿汤的配伍，茵陈蒿为君，栀子为臣，大黄为使。茵陈蒿味苦寒，热甚者必以苦泄，故以为君。栀子味苦寒，以胜大热之气，故以为臣。大黄味苦寒，下必以苦，攻除邪热，故以为使。全方分泄前后，发黄得利而解。

（13）论白虎汤

白虎汤为大寒之剂，主治太阳中喝，内外俱热。热甚于内者寒下，热甚于外者凉解，中外俱热，以此汤解之。白虎为西方金神，应秋，归肺。暑喝之气得秋而止，此汤止热，如暑之入秋，故名白虎。

白虎汤的配伍：知母为君，石膏为臣，甘草、粳米为使。热淫于内，以苦发之。知母味苦寒，彻表热，故以为君。石膏味甘微寒，寒以胜热，甘缓益气，是以为臣。热消津液，则脾气亦燥，甘草味甘平，粳米味甘平，甘以缓中益气，故以为使。

白虎汤的禁忌：立秋后不可服。此方为大寒之剂，秋气旺时阴气盛，若不能食者，服之则易发为哕逆，而成虚羸。

（14）论五苓散

五苓散，"苓，令也，号令之令矣"。本方以茯苓为主药，其功通行津液，克伐肾邪，专为号令，故以之为名。

五苓散的配伍：茯苓为君，猪苓为臣，白术为佐，泽泻、桂枝为使。茯苓、猪苓味甘平，二药皆为甘淡。甘缓而淡渗，水饮内蓄，须渗泄以利小便，必主以甘淡，故以茯苓为君，猪苓为臣。白术味甘温，水饮内蓄，脾气不治，甘益脾胜湿，故以为佐。咸味下泄，泽泻味咸寒，可泄饮导溺，故以为使。水蓄不行则肾气燥，桂枝味辛热，散湿润燥，故以为使。

五苓散的使用注意：需多饮暖水，汗出则愈。

（15）论理中丸

理中丸专理脾胃，脾胃应土，处于中焦，为孤脏，心肺在上焦为阳，肾肝在下焦为阴，"三焦独治在中，一有不调，此丸专治"，故名理中。

理中丸的配伍，人参为君，白术为臣，甘草为佐，干姜为使。脾欲缓，急食甘以缓之。人参味甘温，缓中益脾，是以为君。脾恶湿，甘胜湿。白术味甘温，温中胜湿，是以为臣。脾不足者，以甘补之，甘草味甘平，为佐。寒淫所胜，平以辛热。干姜味辛热，散寒温胃，是以为使。

理中丸的加减，脾胃居中，病则邪气无所不至，宜随证加减。

若脐下筑，为脾虚气壅而肾气动，去白术加桂。白术味甘壅补，故去之。肾气动，欲作奔豚，桂枝辛热，泄奔豚之气。

吐多者，去白术，加生姜。气上逆者则吐，呕家不喜甘，白术味甘而壅气，故去之。生姜辛散，是呕家圣药，吐者多用。

下多者，还用白术。气泄则下多，白术甘而壅补，使气收而不泄。湿胜则濡泄，白术去湿，故用之。

悸者，加茯苓。悸为停饮，茯苓味甘，渗泄伏水，并可导气。

渴欲得水者，加白术。津液不足故渴，白术味甘，以补津液。

腹中痛，加人参。里虚则痛，人参补可去弱。

寒多，加干姜。干姜辛能散寒。

腹满，去白术，加附子。甘令人中满，白术甘壅补，腹满家则去之。

气壅而腹满，附子味辛热，热胜寒，辛散满，故加之，以补阳散壅。

（16）论四逆汤

四逆汤伸发阳气，温经散寒，主治四逆证。四逆，指四肢逆而不温，由阳气不足，阴寒气盛，使阳气不相顺接，致手足不温。此汤扶阳散寒，温经暖肌，是以名四逆。

四逆汤的配伍：甘草为君，干姜为臣，附子为使。寒淫于内，治以甘热，甘草味甘平，却阴扶阳，是以为君。寒淫所胜，平以辛热，干姜味辛热，逐邪散寒，为臣。附子味辛大热，开发腠理，致津液而通气，温经暖肌，为使。

四逆汤的制方特点，为奇制之大剂。四逆证属少阴病，少阴属肾。《素问·至真要大论》云："远而奇偶，制大其服。"肾肝位远，故需大剂而能达。

（17）论真武汤

真武汤发散水气，主治少阴病水气在心下。真武为北方水神，应肾。少阴病，少阴属肾水，以真武汤和之，故名。

真武汤的主治证应与青龙汤相鉴别：青龙汤主治太阳病，真武汤主治少阴病。

真武汤的配伍：茯苓为君，白术为臣，芍药、生姜为佐，附子为使。腹有水气，脾恶湿，茯苓味甘平，白术味甘温，渗水缓脾，故以茯苓为君，白术为臣。湿淫所胜，佐以酸辛，芍药味酸微寒，生姜味辛温，除湿正气，为佐。附子味辛热，温经散湿，为使。

真武汤的加减，水气内渍，散行各处，随证加减。

若咳，加五味子、细辛、干姜。水寒相搏则咳，水寒射肺，肺气逆而咳。肺气逆者，以酸收之，五味子酸而收逆气。肺恶寒，以辛润之，细辛、干姜辛润，以散水寒。

若小便利，去茯苓。茯苓渗泄，利小便，故去之。

若下利，去芍药，加干姜。酸性泄，故去芍药。辛性散，加干姜散寒。

呕者，去附子，加生姜。呕为气上逆，附子补气，故去之。生姜为呕家圣药，散气而气顺，故加之。

（18）论小建中汤

小建中汤温建中脏，主治里有虚寒。脾为中州，治中焦，化育营卫，通行津液。若有不调，营卫失所育，津液失所行，此汤温中建脾，是以名建中。小建中汤的配伍，胶饴为君，甘草为臣，桂枝、芍药为佐，姜、枣为使。脾欲缓，急食甘以缓之，建脾必以甘为主，胶饴味甘温，为君，甘草味甘平，为臣。营卫不足，润而散之，桂枝辛热，可散可润，为佐。芍药味酸微寒，收津液而行之，亦为佐。生姜味辛温，辛益卫阳。大枣味甘温，甘补营阴。二者辛甘相合，健脾胃，通营卫，是以为使。

小建中汤与桂枝汤均用芍药，二方芍药的运用有所不同。桂枝汤解表，用芍药数少，为三两；建中汤温里，用芍药数多至六两，根本原因在于二方所主治病位不同，有远近之制。《素问·至真要大论》云："近而奇偶，制小其服。远而奇偶，制大其服。"桂枝汤解表，皮肤之邪为近，制宜小其服，故用芍药数少。桂枝汤中芍药为臣，酸收以佐君药桂枝散风邪。小建中汤温里，心腹之邪为远，制宜大其服，故用芍药数多。小建中汤芍药为臣，佐君药胶饴以建脾，并非与桂枝配合使用。

（19）论脾约丸

脾约丸，即麻子仁丸，通肠润燥，主治脾约证。约，成无己释云："结约之约，又约束之约也。"脾为胃行其津液，脾约证胃强脾弱，约束津液，使之不得四布，但输于膀胱，见小便数而大便硬，其脾为约，故称脾约。

脾约丸的配伍：脾欲缓，急食甘以缓之，麻仁味甘平，杏仁味甘温，二药甘润，润脾胃之干燥，故以麻仁为君，杏仁为臣。破结必以苦，枳实味苦寒，厚朴味苦温，苦以泄结，以散脾之结约，故为佐。酸苦涌泄，芍药味酸微寒，大黄味苦寒，下脾之结燥，为使。

全方润肠化结，使津液还入胃中，使大便利，小便少而愈。

（20）论抵当汤

抵当汤下蓄血，主治蓄血证，为大毒快剂。血蓄而不行则难散，为阴病，难治。血蓄于下，非此方不能抵当其邪，故名抵当汤。

抵当汤的配伍：以水蛭为君，虻虫为臣，桃仁为佐，大黄为使。血蓄于下，咸胜血，水蛭味咸苦微寒，以除蓄血，故为君。血结不行，苦走血，虻虫味苦微寒，破血，故为臣。血聚则肝气燥，肝苦急，急食甘以缓之，桃仁味苦甘平，散血缓急，是以为佐。湿气在下，以苦泄之，血亦为湿，大黄味苦寒，荡血逐热，是以为使。

三、治学方法

（一）遵汉儒之法治经，以经证经，通经致用

成无己注释《伤寒论》的治学方法，主要采用汉代经学的章句注疏之学。章句注疏，是汉代流传下来的儒家学者解释古代典籍意义的学问，又称汉学。汉武帝开始罢黜百家，独尊儒术，儒家经典义理皆极为深奥，需要加以注解方能为人所理解，因而汉代学者广为注经，汉代经学的主要特点就是解经注经。两汉经学从注经方法上偏重文字训诂，随文注经，疏通句意，很少偏离经文而随意发挥义理。早期医学典籍，如《黄帝内经》《难经》等，于汉以后人也属于古代典籍，文字古奥，难以理解，故而这些经典也需要进行详细的注释。这些注释的工作皆为儒家学者所承担，如清人邵辅序《儒门事亲》所云："医家奥旨，非儒不能明。"以经学章句注疏的汉学方法注释医学典籍，自然便成为这些儒医学者采用的主要方法，其中最有代表性的就是王冰《素问》注和成无己的《注解伤寒论》。

　　宋代是经学变古的时代，汉代经学传到宋代，注经方法发生了很大变化，宋代儒者治经不再遵从汉学章句训诂、随文注释的传统方法，以解析经典原意为主旨，而是更多趋向于对义理的探索，从经典的要旨着眼，阐释微言大义，更重视经典的引申与发挥。这种方法较少依据传统文献，而是"以己意解经""议论解经"，更多体现学者自己的思想。宋代兴起的这种学术思潮称为宋学，宋学学风对当时的医学发展产生了重大影响，为宋金元时期经典研究，尤其是《内经》、伤寒学术研究的主要表现形式。

　　林亿等整理的《伤寒论》刊行以后，大多数研究伤寒的医家均不依据张仲景《伤寒论》原文，而"以己意解经""议论解经"，发挥医家自己对伤寒研究的思想和方法，最早的是韩祗和的《伤寒微旨论》，刊行于北宋元祐元年丙寅（1086）。此书的篇章结构与内容均脱离张仲景原文，论中方药也多非张仲景方，如"可汗篇"之调脉汤、葛根柴胡汤、人参桔梗汤等。以此书为发端，宋学成为宋金元时期伤寒学术研究的主流方法，如庞安时寒毒说、异气说，朱肱经络说，许叔微伤寒医案集，以及郭雍的《伤寒补亡论》，杨士瀛的《仁斋伤寒类书》，刘完素的《伤寒标本心法类萃》，马宗素的《伤寒医鉴》，王好古的《阴证略例》等，均表现出这种脱离《伤寒论》原文，以己意解经，发挥张仲景未尽之意的特点，使这一时期的伤寒学术研究趋向于多元化和实用性。但是也出现了如严器之所说的，由于缺乏如王冰注《素问》的，以汉学方法按条文逐条注释的全面研究，缺乏对原著内容的充分解析，这些成果难免"未能尽长沙之意"，因而有很大缺憾，成无己对原文的通篇注释就显得格外宝贵。成无己以两汉经学的注经方法，对《伤寒论》进行了第一次全面注释，也是宋金元时期唯一一部全面注解《伤寒论》的著作。其注释特点有以经证经、朴实解经、重音韵训诂，同时也含有宋学从章句到义理，从我注六经到六经注我的格局。

1. 以经证经注释《伤寒论》

以经证经是汉代经学经典的注经方法，按《清稗类钞》引清人叶奂彬所言："经有六证，可以经证经，以史证经，以子证经，以汉人文赋证经，以《说文解字》证经，以汉碑证经"。如以《礼》《春秋》证《易》，以《春秋》证《礼》等。王冰注《素问》引用诸家经典文献 40 余种，如《易》《尚书》《老子》《庄子》等，医学典籍如《灵枢》《针灸甲乙经》《神农本草经》等。成无己注解《伤寒论》同样采用了以经证经的方法，《伤寒论》本身不称"经"而称"论"，故学术界称为"以经释论"。

《注解伤寒论》引用的经典，首先是《内经》《难经》，《内经》包括《素问》《灵枢》，因此有"以经释论，以论证经"之说。除《内经》《难经》外，成无己还大量引用了宋以前其他文献，有《脉要》《金匮要略》《金匮玉函经》《脉经》《针灸甲乙经》《诸病源候论》《千金要方》《千金宝要》《外台秘要》《正理论》（即《正理伤寒论》，作者佚名，已亡佚），还有一些引用原《伤寒论》条文之处。所引用的北宋当代医学文献有《圣济经》《证类本草》，以及儒家经典《论语》《易》。如少阳病提纲"少阳之为病，口苦，咽干，目眩也"一条，成无己先引《内经》之文："《内经》曰：有病口苦者，名曰胆瘅"，再引《针灸甲乙经》之文："《甲乙经》曰：胆者中精之腑，五脏取决于胆，咽为之使"。又如，对炙甘草汤方主治脉结代之注释："《脉经》曰：脉结者生，代者死"。

《注解伤寒论》还引用了儒家经典，《论语》一条，《易》一条。如阳明病郑声，注曰："郑声者，郑音不正也。《论语》云：恶郑声之乱雅乐。"《辨脉法》："寸口脉浮而紧，浮则为风，紧则为寒。风则伤卫，寒则伤荣，荣卫俱病，骨节烦疼，当发其汗也。"注曰："《脉经》云：风伤阳，寒伤阴。卫为阳，荣为阴；风为阳，寒为阴，各从其类而伤也。《易》曰：水流湿，火就燥者是矣。"此以《易》理辅证《脉经》，解释"风则伤卫，寒则伤荣"。

成无己也引用了部分北宋当代文献，如赤石脂禹余粮汤一方，注云："《本草》云涩可去脱，石脂之涩以收敛之；重可去怯，余粮之重以镇固"。其中"涩可去脱""重可去怯"之文，引自唐慎微《证类本草》。另有引"王冰曰一条""华佗曰一条"。

成无己注解《伤寒论》引用的文献，几乎把当时能见到的中医典籍搜罗殆尽，包括宋以前医学典籍 13 部，北宋医学典籍 2 部，儒家经典 2 部，计 17 部经典文献。正如《清稗类钞》所云："不通群经，不能治一经，此解经第一要义也。"充分表明成无己深厚的儒学与医学学术功底，以及完成这部著作，何以耗时四十年之久。

2. 重音韵训诂，朴实解经，申明仲景原意

汉学治经重视训诂，训解字词，解释句意，而后探求文本原义。成无己注解《伤寒论》采用的就是这种朴实解经的方法，完全尊重《伤寒论》原文。如清人郑佐新刻《伤寒论》序所云："依文顺释，如传大将之令于三军，不敢妄为增易。"

训解字词是训诂学的基本方法，医学典籍中有很多艰难晦涩的名词术语，需要充分解释其涵义，因而训解字词在这些古籍的整理注释中极为重要。《注解伤寒论》训解字词之处很多，有音训者，有义训者。成无己将生僻字列于每卷之末，称为"音释"。如《平脉法》"卫气弱，名曰慄"一条，关于"慄"字，卷末音释云："慄，徒烦切，动惧貌"，在条文下注云："慄者，心中气动迫怯。"如条文内容比较简单明了，便随文释义，简单解释句意。如《平脉法》"荣气盛，名曰章"一条，注曰："章者，暴泽而光。荣者，血也，荣华于身者也。荣盛故身暴光泽也。"若原文复杂而费解，则多方引证，探求其内在含义。如卷三《辨太阳病脉证并治第六》，论述太阳病中风，火劫发汗，致发黄、欲衄、小便难、但头汗出、喘、谵语、哕、手足躁扰、捻衣摸床等一条，成无己引用四处《内经》原文以申明其理。如

"《内经》曰：诸胀腹大，皆属于热。腹满微喘者，热气内郁也。《内经》曰：火气内发……若热气下入胃，消耗津液……久则胃中燥热，必发谵语。《内经》曰：病深者，其声哕。火气大甚，正气逆乱则哕。《内经》曰：四肢者，诸阳之本也。阳盛则四肢实，火热大甚，故手足躁扰，捻衣摸床，扰乱也。"

（二）用宋学之法治经，我注六经与六经注我

成无己《注解伤寒论》采用章句注释的汉学方法，对《伤寒论》条文进行通篇注解，但其研究《伤寒论》并未完全拘泥于汉学，从章句注疏到阐扬义理，从我注六经到六经注我，也充分运用了宋学发挥义理之长，这些研究更多体现在《伤寒明理论》与《药方论》之中。如《伤寒明理论》，并未采用随张仲景原文注解之法，而是对发热、恶寒、头痛、项强等五十个证的证候表现、病因病机、类证鉴别、治疗方法、预后等做了详细阐述，每证往往以"伤寒……（某证），何以明之？……（某证）者，谓……（详解某证）也（或矣）"的句式起首。如论四逆："伤寒四逆，何以明之？四逆者，四肢逆而不温者是也。"论短气："伤寒短气，何以明之？短气者，气短而不能相续者是矣。"严器之评论说："使习医之流读其论而知其理，识其证而别其病，胸中了然而无惑。"《药方论》中，成无己选择《伤寒论》方20首，如桂枝汤、麻黄汤、青龙汤、白虎汤等，以《内经》理论阐发《伤寒论》组方用药之理，如君臣佐使、配伍原则、功效作用、适应证、禁忌等，条分缕析，详论各方。如其《药方论》序云："自古诸方，历岁浸远，难可考评。惟张仲景方一部，最为众方之祖，是以仲景本伊尹之法，伊尹本神农之经，医帙之中特为枢要，参今法古，不越毫末，实乃大圣之所作也。一百一十二方之内，择其医门常用者方二十首，因以方制之法明之，庶几少发古人之用心焉。"

成无己对《伤寒论》的注释至为经典，后世评价甚高。如金刻本《注

解伤寒论》魏公衡序云："张仲景所著《伤寒论》，聊摄成无己为之注解，言意简诣，援引有据，直本仲景之旨，多所发明，非医家余书传释比。"

成无己

后世影响

一、历代评价 🦤

金代严器之云："聊摄成公，议论该博，术业精通而有家学。注成伤寒十卷，出以示仆。其三百九十七法之内分析异同，彰明隐奥，调陈脉理，区别阴阳，使表里以昭然，俾汗下而灼见。百一十二方之后，通明名号之由，彰显药性之主；十剂轻重之攸分，七情制用之斯见；别气味之所宜，明补泻之所适。又皆引《内经》，旁牵众说，方法之辨，莫不允当。实前贤所未言，后学所未识，是得仲景之深意者也。"（《注解伤寒论》序）

金代王鼎云："此书乃前宋国医成无己注解，四十余年方成，所谓万全之书也。后为权贵挈居临潢，时已九十余岁矣。仆曩缘访寻舍弟，亲到临潢，寄迹鲍子颙大夫书房百有余日，目击公治病，百无一失。"（《注解伤寒论》后序）

金代王纬云："今者聊摄成无己先生注解，内则明人之经络，外则合天之运气，中则说药之性味，深造运气之用，错而综之，以释其经，由是仲景之意较然大著。噫，先生早生于世，岂特使之集注者搁笔，抑亦使病者不致夭横，百数年间，可胜计哉！"（《注解伤寒论》序）

金代魏公衡云："张仲景所著《伤寒论》，聊摄成无己为之注解，言意简诣，援引有据，直本仲景之旨，多所发明，非医家余书传释比。"（金刻本《注解伤寒论》序）

金代严器之云："聊摄成公，家世儒医，性识明敏，记问该博，撰述伤寒义皆前人未经道者。指在定体分形析证，若同而异者明之，似是而非者辩之。释战慄有内外之诊，论烦躁有阴阳之别。谵语郑声，令虚实之灼知；四逆与厥，使浅深之类明。始于发热，终于劳复，凡五十篇，目之曰《明理论》，所谓真得长沙公之旨趣也。使习医之流读其论而知其理，识其证而别其病，胸次了然而无惑，顾不博哉！"（《伤寒明理论》序）

元代王履云："成无己作《伤寒论注》，又作《明理论》，其表章名义，纤悉不遗，可谓善羽翼仲景者。然即入阴经之寒证，又不及朱奉议能识，况即病立法之本旨乎，宜其莫能知也。惟其莫知，故于三阴诸寒证止随文解义而已，未尝明其何由不为热而为寒也。"（《医经溯洄集·张仲景伤寒立法考》）

明代陶华云："成无己顺文注释，并无缺疑正误之言。以致将冬时伤寒之方通解温暑，遗祸至今而未已也。"（《伤寒琐言·辩张仲景伤寒论》）

明代赵开美云："成无己，聊摄人。家世儒医，性识明敏，记问该博，撰述伤寒义，皆前人未经道者。指在定体分形析证，若同而异者明之，似是而非者辨之。古今言伤寒者祖张仲景，但因其证而用之，初未有发明其意义。成无己博极研精，深造自得，本《难》《素》《灵枢》诸书以发明其奥，因仲景方论以辨析其理。极表里虚实阴阳死生之说，究药病轻重去取加减之意，真得长沙公之旨趣。所著《伤寒论》十卷，《明理论》三卷，《论方》一卷，大行于世。"（《仲景全书·医林列传》）

明代王肯堂云："解释仲景书者，惟成无己最为详明。虽随文顺释，自相矛盾者时或有之，亦白璧微瑕，固无损于连城也。"（《伤寒证治准绳》序）

明代汪琥云："成无己注解《伤寒论》，犹王太仆之注《内经》，所难者惟创始耳。后之人于其注之可疑者虽多所发明，大半由其注而启悟，至有忘其起予之功，反责其解释之谬者……或曰成氏注《伤寒论》不过随文顺释，但嫌其不辨叔和语，不分仲景书。正不知古人虚心著书，不敢轻易指责，所以品愈高，名愈著，如吾辈者亦自厌其饶舌耳。"（《伤寒论辨证广注》凡例）

明代汪琥云："成氏注仲景书已完，又自撰《明理论》，其解仲景桂枝、麻黄、青龙等汤尤为明畅，第惜其所解者不过廿余方耳。其所未发明者，愚即以原注中之意，及采《内台》等书，大半以鄙意补之。"(《伤寒论辨证广注》凡例)

清代《四库全书提要》:"《伤寒论》十卷，汉张机撰，晋王叔和编，金成无己注。《明理论》三卷，《论方》一卷，则无己所自撰，以发明机说者也。叔和高平人，官太医令。无己聊摄人，生于宋嘉祐治平间，后聊摄地入于金，遂为金人。至海陵王正隆丙子，年九十余尚存，见开禧元年历阳张孝忠跋中。明吴勉学刻此书题曰宋人，误也。《伤寒论》前有宋高保衡、孙奇、林亿等校正序，称开宝中节度使高继冲曾编录进上，其文理舛错，未能考正。国家诏儒臣校正医书，今先校定仲景《伤寒论》十卷，总二十二篇，合三百九十七法，除重复有一百一十三方，今请颁行。又称自仲景于今八百余年，惟王叔和能学之云。而明方有执作《伤寒论条辨》，则诋叔和所编与无己所注，多所改易窜乱，并以《序例》一篇为叔和伪托而删之。国朝喻昌作《尚论篇》，于叔和编次之舛，序例之谬，及无己所注、林亿等所校之失攻击尤详，皆重为考定，自谓复长沙之旧。其书盛行于世，而王氏、成氏之书遂微。然叔和为一代名医，又去古未远，其学当有所受；无己于斯帙研究终身，亦必深有所得，似未可概从摒斥，尽以为非。夫朱子改《大学》为一经十传，分《中庸》为三十三章，于学人不为无裨。必以谓孔门之旧本如是，则终无确证可凭也。今《大学》《中庸》列朱子之本于学官，亦列郑元之本于学官，原不偏废。又乌可以后人重定此书，遂废王氏、成氏之本乎。"

清代《四库全书提要》:"成无己所作《明理论》凡五十篇，又《论方》二十篇，于君臣佐使之义阐发尤明。严器之序称无己撰定伤寒，义皆前人未经道者，其推挹甚至。张孝忠亦称无己此二集自北而南，先以绍兴庚戌得《伤寒论注》十卷于医士王光庭家，后守荆门，又于襄阳访得《明理论》

四卷，因为刊板于郴山。则在当时固已深重其书矣。”

清代闵芝庆云："故天复生仲景……第非凡之教必澜深，文简意博，世难窥测。成无己奋起研穷，创为训解，虽不能悉合微妙，而发明者殊多，更出余意，以著《明理论》。诚恐理有不明则执迷妄意，戕害必罪，故注外谆一耳。上宗前哲，亦启后学，宁不殷乎？议论五十首，彰显表里实虚；方论二十章，剖折□直匡佐。夫死生有据，治疗堪凭，学人引伸触类，自可明其未尽□者。然必究《内经》与《伤寒论》，庶乎学有源流，心有主宰，理可自明。苟然端本寻支，徒尔检阅斯集，则重道成氏之心终可懵然昧理也。至陶尚文《家秘》之类，剽窃成氏者耳，乌能出其右哉！观者当知取舍矣。"（《伤寒明理论删补》序）

日本多纪元佶云："王太仆于《素问》、吕杨二家于《难经》、成聊摄于《伤寒论》均阐发古义，学者当精究熟研，以此为学医之根柢，再辅以诸家之学说，此不可不备。"（日本江户医学馆《医庠诸生局学规》）

二、学派传承

成无己《注解伤寒论》问世以来广为流传，是后世医家研究《伤寒论》的主要依据，为伤寒学派在明清时期的发展奠定了基础。伤寒学派在明清时期进入伤寒研究的又一个高峰期，围绕成注本的真伪问题形成了后世所谓的伤寒三派，即"错简重订派""维护旧论派"和"辨证论治派"，开启了伤寒学派内部广泛的学术争鸣，影响极为深远。

成无己以王叔和的整理本为蓝本，对《伤寒论》逐条进行全文注释。宋金元时期，受理学经典辨疑思潮的影响，开始兴起对古典医籍的质疑考据之风，朱丹溪可以说是伤寒错简重订论的发端者。朱丹溪曾经著有《伤寒辨疑》一书，遗憾的是此书已经亡佚，无法得见其辨疑的内容与方法。

仅在戴良《丹溪翁传》中可见零星记载："罗成之自金陵来见，自以为精仲景学。翁曰：仲景之书，收拾于残篇断简之余，然其间或文有不备，或意有未尽，或编次之脱落，或义例之乖舛，吾每观之，不能以无疑。因略摘疑义数条以示。"从文中可知，朱丹溪对《伤寒论》执错简重订之说，质疑王叔和的整编，认为有错误与脱漏，需重新考订整理。惜其书之不传，未知其所依据的本子是否是成无己的注本。

朱丹溪之后，其弟子王履亦延续其说，认为王叔和虽然"搜采成书，终不能复其旧"，将自己的思想混杂于原文中，使"玉石不分，主客相乱"。到明代后期以至清代，朴学的兴起，使这种疑经考据之风大盛，嘉靖年间医家余傅山《论医汇粹》已提出错简重订说，提出应"将《伤寒论》删其繁芜，撮其指要，重于编次"；当对"其原本错简混淆、彼此差谬者悉为更正，使开卷了然无所疑"。余傅山并对成无己的注解有所质疑，认为其"不能辨答各经是非"，须进一步"精思研究"。持错简重订说的最著名医家是方有执，其谓《伤寒论》经王叔和整理、成无己注释后，条文编次颠倒错乱，已经淹没了张仲景原文的本来面目，主张重新予以修订。其后和者竞起，如喻昌的《尚论篇》、钱潢的《伤寒溯源集》、程郊倩的《伤寒论后条辨直解》、吴仪洛的《伤寒分经》、章虚谷的《伤寒论本旨》、周禹载的《伤寒论三注》、黄元御的《伤寒悬解》等，这些医家皆赞同此说，形成"错简重订派"。另有张卿子、张志聪、张锡驹、陆九芝、陈修园等医家，则尊王赞成，主张要始因旧说，是谓"维护旧论派"。如明代医家王肯堂，谓《伤寒论》各章节如"神龙出没，首尾相应"，不可随意更动。维护旧论诸家皆认为《伤寒论》编次条理井然，条文间寓有深意，王叔和、成无己为仲景之功臣。再有注重研究《伤寒论》辨证论治方法的医家，又称"辨证论治派"。明清时期围绕王叔和的整理和成无己的注释，引发了学术的激烈争鸣，极大地推动了伤寒学术发展，使伤寒研究达到了一个新的高峰。目前也有一些学者，提出明清伤寒三派的划分并不合理，并非完全符合事实。如洪必良《〈伤寒论〉错简重订派补识》一文，提出错简重订论与维护旧论二者不相容，但与辨证论治的主张却相互并存。如归属为"辨证论治派"代表的柯琴，就说《伤寒论》"非本来面目"，"仲景之文遗失者多，叔和之义附会者亦多"，故而"有志重编"。但重编的目的不是为了恢复张仲景著作原貌，寻求"不失仲景心法"而已。又如错简派的医家程郊倩，其《伤寒论后条辨直解》虽然发挥了方有执注重条文考订的思想，但在辨证研究方面亦多有心得，如辨证重视表里脏腑，主张六经、八纲、及脏腑辨证的相互结合。

无论明清伤寒三派如何划分，错简重订、维护旧论、辨证论治之说，至今在伤寒研究领域中仍有很大影响；成无己对《伤寒论》的注释发挥，在其中做出了不可磨灭的贡献，影响极为深远。

三、后世发挥

（一）对"以经释论"注释方法的发挥

"以经释论"，以《内经》《难经》等经典理论为指归，阐释《伤寒论》条文，以溯本求源，究伤寒之理，是成无己注《伤寒论》的基本方法。这种注解方法源自于汉学的注经传统，对后世伤寒注释起到了示范作用，明清时期伤寒家亦纷纷效法，不仅依据《内经》《难经》等经典注释，并博采前代诸家之长，同时发挥己意，更好地诠释了《伤寒论》注释的"我注六经"与"六经注我"。

明末清初伤寒家张卿子，极为推崇成无己。《张卿子伤寒论·凡例》中评价说："引经析义，尤称详洽，虽牴牾附会，间或时有，然诸家莫能胜之。"张卿子注解多引《内经》《金匮要略》之论，又旁采后世伤寒诸家之说，如朱肱、庞安时、王履、王肯堂等，"急为采入，以补六经未发之旨也"。其引用成无己的有关内容冠以"成氏云""成无己云"，并对其未尽之意补充发明。又如，清初伤寒家张璐，其《伤寒绪论》李瑾序说："锐意精研《灵》《素》《金匮》诸篇，取赵以德、喻嘉言之注而斧正之，正其误，去其繁，明其晦，补其缺，诠仲景伤寒六经之次。"《伤寒缵论》自序说："大都博采众长，贯以己意，使读者豁然归一。""合为缵绪二论，缵者，祖仲景之文；绪者，理诸家之纷纭而清出之，以翼仲景之法汇，明其源流。"《伤寒缵论》数引《内经》《金匮要略》之论。如太阳病发汗后致衄，其引《内经》之论释曰："《内经》曰：阳络伤则血外溢，血外溢则衄。"又如，释太阳病误治，"意欲饮水，反不渴者，服文蛤散"一条，谓文蛤为止渴圣药，何以治疗欲饮水反不渴者，引《金匮要略》之论以解释其原理。其曰："《金匮》云：渴欲饮水不解者，文蛤散主之。则知文蛤专主内外水饮也。"另如张志聪、柯琴、尤怡、钱潢、陈修园等，治伤寒路径亦大多如此。

明清伤寒家皆本《素问》《灵枢》等早期经典参究伤寒之理，以这些经典的医学理论与《伤寒论》的临证应用互证互补，使伤寒学理与《内经》等经典理论充分结合，同时也将历代研究《伤寒论》的成果逐步整理与积累，深入发扬并拓展了成无己"以经释论"的学术传统。如尤怡《伤寒贯珠集》序言所说："汇诸家之学，悟仲景之意，遂能提其纲，挈其领，不愧轮珠在手"，因而使伤寒学术在明清时期更加繁荣。

（二）对辨证明理方法的发挥

成无己《伤寒明理论》重在辨证明理，对《伤寒论》中常见 50 个证的证候表现、病因病机、类证鉴别等作了阐发。严器之序说："使习医之流读其论而知其理，识其证而别其病，胸中了然而无惑。"为伤寒学研究开辟了新的途径与方法，受到后世伤寒家的推崇，并纷纷效法。如明代伤寒家陶华仿《伤寒明理论》著《伤寒明理续论》。其自序说："因观成无己《明理论》止五十证，辨究详明，惜其未备，于是乃集所见所闻，比类附例，斟酌而损益之，遂成一书，名曰《明理续论》。"论述了70余个《伤寒论》的常见证。又如张璐，其《伤寒兼证析义》分析了中风、虚劳、中满、噎膈、内伤、宿食、咳嗽、头风、亡血、多汗等17种兼伤寒的病证，以与成无己《伤寒明理论》相同的问答方式，论述这些证的病因病机、证候鉴别，以及治法。本书整体撰著的内容与方式，基本参照《伤寒明理论》而作。如《中风兼伤寒论》篇，论中风恶寒发热与外感伤寒的鉴别。其曰："中风虽有恶寒，必常时凛凛，或经日不止，不似外感之骤然恶寒发热如燔也。"与成无己对恶寒发热的描述方式极为相似。又如，《虚劳兼伤寒论》："问：虚劳之人兼感风寒者，何以辨之？曰：必先明受病之三纲，见症之五常，然后参详脉症，以辨客邪。"这一提问的句式，与成无己《伤寒明理论》如出一辙。

清代伤寒家沈金鳌，其《伤寒论纲目》以《伤寒论》六经病的100多个症状为纲，将相关条文汇列于症下，对这些症状的表现、病因病机、特点以及治则治法等进行了详尽的分析比较。沈金鳌的这种研究方法被称为"按症类证"，也可谓是对成无己《伤寒明理论》辨证明理方法的进一步发挥。

（三）对方解方论方法的发挥

成无己《注解伤寒论》对《伤寒论》112方的方义进行了详细解析，并专著《药方论》一卷，摘取《伤寒论》20首方剂，依据《内经》《难经》《神农本草经》等经义阐释诸方；参考前代诸家之论，以君臣佐使之配伍关系剖析组方原理，并对方名、用法、禁忌等也作了说明，以昭示张仲景立方之意。《伤寒明理药方论》选常用方20首，每方包括方义、方制、药理、加减及注意事项等。在制方分类上提出了"十剂"的概念，确定了"七方"之名。在成无己之前，庞安时的《伤寒总病论》、朱肱的《南阳活人书》、寇宗奭的《本草衍义》，以及许叔微的《普济本事方》等书中，已经出现了对方剂内容的解释。如《伤寒总病论》论生姜泻心汤一方，释云："胃中不和，为少阳木气所制，故用二姜之辛味。"《南阳活人书》论桂枝加桂汤，指出"桂枝汤加桂，以桂能泄奔豚气也"。而成无己则首先对《伤寒论》方进行全面论述，并著方论专书，不仅是对伤寒方的系统解析，也是方剂学历史上的创举，将方剂学理论的发展提升至一个新的层次。清代罗美评论说："有方即有柄，自仲景始也；有方更有论，自成无己始也。"后世越来越重视对方剂理论的研究与探索，涌现出很多方论著作，如元代赵以德的《金匮方论衍义》，明代吴崑的《医方考》，清代罗美的《古今名医方论》，汪昂的《医方集解》等。伤寒方论亦有很多著作，如柯琴《伤寒附翼》，结合病因病机、脉证阐述诸方方义。关于桂枝汤，认为"此为仲景群方之魁，乃滋阴和阳，调和营卫，解肌发汗之总方也"。指出方中"桂枝赤色，通心温经，能扶阳散寒，甘能益气生血，辛能解散外邪。"至于芍药，则谓"先辈之无汗不得用桂枝汤者，以芍药能止汗也。"另有徐彬《伤寒百十三方发明》、王子接《伤寒方法》、徐大椿《伤寒论类方》等。

（四）对风寒中伤营卫说的发挥

风寒中伤营卫说，源于《伤寒论·辨脉法第一》："寸口脉浮而紧，浮则为风，紧则为寒。风则伤卫，寒则伤荣。荣卫俱病，骨节烦疼。"成无己引王叔和《脉经》"风伤阳，寒伤阴"解释此条，指出："卫为阳，荣为阴，风为阳，寒为阴，各从其类而伤也"。其在太阳病大青龙汤条文注中又云："风并于卫者为荣弱卫强，寒并于荣者为荣强卫弱，今风寒两伤，则荣卫俱实。"

明代方有执倡言错简，虽然议成无己之非，但在太阳病的发病机理上，则遵从其风寒中伤营卫之说，以"风伤卫""寒伤营""风寒两伤营卫"，订正《太阳篇》，分列"卫中风""营伤寒""营卫俱中伤风寒"三篇。其云：

"太阳一经，风寒所始，营卫二道，各有中伤。风则中卫，故以卫中风而病者为上篇……寒则伤营，故以营伤于寒而病者为中篇……若风寒俱有而中伤，则营卫皆受而俱病，故以营卫俱中伤风寒而病者为下篇。"清初喻嘉言，对方有执《太阳篇》的修订大为赞赏，认为其"于太阳三篇改叔和之旧，以风寒伤营卫者分属，卓识超越前人"。又进一步提出："风则伤卫，寒则伤营，风寒兼受则营卫两伤。三者之病各分疆界，仲景立桂枝汤、麻黄汤、大青龙汤，鼎足大纲三法，分治三证。风伤卫则用桂枝汤，寒伤营则用麻黄汤，风寒两伤营卫则用大青龙汤。"由此发挥为"三纲鼎立"之说，阐明外感病以冬月伤寒为大纲，伤寒六经病以太阳经为大纲，太阳经又以风伤卫、寒伤营、风寒两伤营卫为大纲。

"三纲鼎立"之说提出以后，得到错简派诸家的大力支持。如张璐《伤寒缵论·太阳上篇》："太阳更以寒伤营，风伤卫，营卫俱伤为大关钥，故篇中分辨风寒营卫甚严，不敢谩次一条。"称赞喻昌之释义"独开生面"。章虚谷著《伤寒本旨》，即按风伤卫、寒伤营、风寒两伤营卫三纲分篇，即"依方氏而分篇目"，阐述各经病证。钱潢则对伤寒六经以法类证统方，其书中所论三阴三阳各篇中都有中风、伤寒，将风寒中伤营卫说贯穿于六经病之中。

维护旧论诸家对风寒中伤营卫说多持反对意见，如张卿子、张志聪、张锡驹、陈修园等，张志聪即认为"非必风伤卫，寒伤营"。又如柯琴，虽非维护旧论者，也反对三纲鼎立之说，认为大青龙汤是张仲景为伤寒中风，无汗烦躁者而设，"即加味麻黄汤耳"；风寒伤营卫，只是"主寒多风少，风多寒少"，难以截然分开。认为三纲鼎立之说皆为"种种蛇足"，斥之为乱雅乐之"郑声"。尤怡《伤寒贯珠集》评论三纲鼎立说，指出此说始于成无己、许叔微，成于方有执、喻昌。其曰："桂枝主风伤卫则是，麻黄主寒伤营则非，盖有卫病而营不病者矣，未有营病而卫不病也。"大青龙证

"其辨不在营卫两病，而在烦躁一证"；而且，"其立方之旨，亦不在并用麻桂，而在独加石膏。"斥三纲鼎立之说为"炫新说而变旧章"，于张仲景之道"愈趋而愈远"。

这些围绕着风寒中伤营卫之说展开的激烈争鸣，反映了学者对伤寒学理的汲汲以求，在《伤寒论》研究中占有重要位置，促进了伤寒学术的深入发展。

（五）对经证府证的发挥

经证、府证，并非是《伤寒论》中原有的概念，是由后世医家在伤寒学理研究中提出的，在各家著作中多有研讨和论述。"经""府"之说，本出自《伤寒例》所论"此三经皆受病，未入于府者，可汗而已"，以及"此三经皆受病，已入于府，可下而已"。朱肱著名的经络说，首次以足六经解释《伤寒论》六经病的本质，至成无己，又在六经病的条文注解中使用"经""府"来阐释病位，六经病病位于是有了经和府的明确区分。如太阳病发狂，治以抵当汤一证的病机，其注云："太阳，经也。膀胱，府也。此太阳随经入府者也"。此言病人发狂，是邪气由太阳经传里，热结膀胱府所致。又如，对"正阳阳明者，胃家实是也"的注解云："邪自阳明经传入府者，谓之正阳阳明"。明确提出阳明病病位有经与府之别。成无己反复使用经、府的概念，阐述六经病的病机，其所云经与府已经有了经证、府证的意义。如其所云："阳明病面色通赤者，热在经也，不可下之。下之虚其胃气，耗其津液。"此言面色通赤属于阳明经证的表现。又云："阳明病腹满者，为邪气入府，可下之。心下硬满，则邪气尚浅，未全入府，不可便下之。"此言腹满为阳明府证的表现。其论三阴经病亦有经证、府证，如"三阴受邪为病在里，于法当下。然三阴亦有在经者，在经则宜汗。故云已入于府者可下而已。"

后世在经证、府证的研究上更加深入。如方有执《伤寒论条辨》，扩展了太阳府病的范围。以太阳中风水逆的五苓散证为例，其云："表以外证未罢言，里以烦渴属府言"，五苓散两解表里，而得汗则愈，将五苓散证归属为太阳府病。其后，吴崐也认为此证是"太阳之邪不传他经，自入其府也"。至尤怡《伤寒贯珠集·太阳传本证治七条》论五苓散证，则云："按古法从经府言，则太阳为经而膀胱为府。从标本言，则太阳为标，膀胱为本。病去太阳而之膀胱，所以谓之太阳传本也。然膀胱本病有水结、血结之不同，水结宜五苓散导水泄热，血结宜桃核承气及抵当汤导血除热。"将太阳府病划分为血结与水结，分别有各自的见证、病机和治法，使经证、府证说逐步完善。

至程国彭《医学心悟》，则专作《经府论》一篇，综合阐述了六经病经证、府证的病位、表现、病机、治法、方药、方义，对二者进行了详细鉴别。其云："夫经者，径也，行于皮之内，肉之中者也。府者，器也，所以盛水谷者也。""三阳有经有府，三阴有传有中。有太阳之经即有太阳之府，膀胱是也。有阳明之经即有阳明之府，胃是也。有少阳之经即有少阳之府，胆是也。然胆为清净之府，无出入之路，故治法如经也。"专设太阳经证、阳明经证、少阳经证、太阴经证、少阴经证、厥阴经证等六经经证，与太阳府病、阳明府病二府病，以经、府作为辨证纲领。如《太阳府病》篇论曰："太阳府者，足太阳膀胱是也。膀胱有经有府。邪在于经则头痛发热，邪在于府则口渴溺赤。外显太阳经病而兼口渴溺赤者，此溺涩不通乃太阳府病，与他脏无涉也，五苓散主之。"其对太阳府病与经病做了清晰的鉴别，如其所云："经府之间，乌可以不辨哉！"

（六）对半表半里证的发挥

《伤寒论》原文中并无"半表半里"的概念，只在太阳病下篇，伤寒五六日，汗出阳微结一条，提到此证病机是"有表复有里也"，病位"为半在里半在外也"。成无己则在注解中充分运用"半表半里"解释病机，并提出了"半表半里证"的概念，将其作为一个独立的证候对待。对半表半里证，成无己有明确的释义，指邪气在表里之间者。其云："病有在表者，有在里者，有在表里之间者，此邪气在表里之间，谓之半表半里证。"半表半里证的表现，有寒热往来，"邪在表则寒，邪在里则热。今邪在半表半里之间，未有定处，是以寒热往来也。"有胸胁苦满，"邪在表，则心腹不满，邪在里，则心腹胀满。今止言胸胁苦满，知邪气在表里之间。"有默默，"默默，静也。邪在表则呻吟不安，邪在里则烦闷乱。《内经》曰：阳入之阴则静。默默者，邪方自表之里，在表里之间也。"有不欲食，"邪在表则能食，邪在里则不能食，不欲食者，邪在表里之间，未至于必不能食也。"有心烦喜呕，"邪在表则不烦不呕，邪在里则烦满而呕，心烦喜呕者，邪在表，方传里也。"这些表现都是由于"邪初入里，未有定处，则所传不一，故有或为之证。"诸证所传不一，故而未必皆可见，充分解释了张仲景"有柴胡证，但见一证便是，不必悉具"的病机，将半表半里证与柴胡证相关联，指出此证的特点是"或为之证"。关于半表半里证的治法，成无己提出了"和解"之法，如"邪在半表半里之间，为柴胡证"，"若柴胡证仍在者，虽下之不为逆，可复与柴胡汤以和解之。""太阳少阳合病，自下利，为在半表半里，非汗下所宜，故与黄芩汤以和解半表半里之邪。"

成无己对半表半里证的辨证论治思想对后世影响颇深，后世伤寒家多从其法，对半表半里证做了更加深入的研究，使之成为一个极为重要的证候。如方有执的《伤寒论条辨》，以半表半里为少阳所主，指躯壳之里、藏府之外的交界之地。其云："邪入躯壳之里，藏府之外，两夹界之隙地，所谓半表半里，少阳所主之部位。"吴谦主编的《医宗金鉴》，则从天人相应的关系论半表半里，如"少阳主春，其气半出地外，半在地中，人身之气亦如之，故主半表半里也"。指出自然之中，少阳之气在地面的半表半里，人身少阳之气一同此理。所谓"半表者，谓在外之太阳也；半里者，谓在内之太阴也"。少阳在太阳、太阴之间，故主半表半里。此时邪正相持，寒热交作，"汗吐下三法俱在所禁，故立小柴胡汤和解法加减施治"。柯琴提出少阳为枢，其《伤寒论注》解析《伤寒论》少阳病提纲所述"口苦、咽干、目眩"时说到："盖口、咽、目三者，不可谓之表，又不可谓之里，是表之入里、里之出表处，所谓半表半里也。三者能开能阖，开之可见，阖之不见，恰合枢机之象。"认为口苦、咽干、目眩皆为相火循少阳经络上走空窍而致。又有程郊倩从少阳经脉循行而论，以半表半里为少阳脉循行的腹背两歧之间。如《伤寒论后条辨直解》论小柴胡汤方说到："少阳脉循胁肋，在腹背阴阳两歧间，在表之邪欲入里，为里气所拒，故寒热往来，表里相拒，而留于歧分。""少阳在人身为游部，凡表里经络之罅，皆能随其虚而见之，不定之邪也。"认为少阳为游部，半表半里之邪是不定之邪，在表里经络间隙之处皆可见。又有陈逊斋论六经病（见俞根初《重订通俗伤寒论》，徐荣斋补录），扩展了半表半里的范围，提出厥阴亦为半表半里。其曰："少阳为半表半里，厥阴亦为半表半里。少阳之半表半里为热为实，厥阴之半表半里为寒为虚。"指出厥阴半表半里的病机、表现与少阳不同，其病性为虚寒。如"少阳之半表半里为寒热往来，厥阴之半表半里为厥热进退。"厥热进退，是机体抵抗力消长进退的重要关头。抵抗力强，则热多于厥，抵抗力弱，则厥多于热，若但厥无热，"病主不治"。厥阴病"与少阳病正成反比"，故不可与如少阳之半表半里之清解法，只以四逆辈温之而已。

以上都是对成无己"半表半里"说的发挥，丰富了伤寒的辨证论治思想。

四、国外流传

　　成无己的《注解伤寒论》，在国外主要流传于日本，在日本汉方医学界有一定影响。日本江户时代，跻寿馆于 1835 年以元刻本为底本模刻了《注解伤寒论》。1863 年，江户医学馆第五任督事多纪元佶，签发了该馆学规《医庠诸生局学规》，其中一条云："王太仆于《素问》、吕杨二家于《难经》、成聊摄于《伤寒论》均阐发古义，学者当精究熟研，以此为学医之根柢，再辅以诸家之学说，此不可不备。"这一学规将《注解伤寒论》与王冰《素问》注本、吕广、杨玄操《难经》注本一同列为学医者必读必修之书，表明日本医学界对此书的重视。

　　日本学者丹波元昕还对《注解伤寒论》全书做了整理校勘与考证。丹波元昕（1805-1857），日本江户后期时人，著名的医学文献学家，字兆寿，号晓湖，其家族是医学世家丹波氏，祖父丹波元简，父丹波元胤，叔父丹波元坚，均为日本医学巨擘，在《内经》《伤寒论》研究上皆有很深的造诣，也为中国医史学界所熟知。丹波元昕家学渊源，也长于医学典籍的校勘与考据，跻寿馆模刻《注解伤寒论》就是出于他的建议。丹波元昕在整理《注解伤寒论》的过程中，对此书的各种版本进行了全面深入研究，综合元刻本、吴勉学本、汪济川本、《仲景全书》本，以及朝鲜的《医方类聚》本等，并参考《素问注》《玉函》《脉经》《千金翼方》《圣济经》与宋版《伤寒论》等古籍，"并加参勘"，订正"旧文之讹"，著成《注解伤寒论考异》，共考异讹误之处 539 条，对《注解伤寒论》版本的文献整理研究做出了重要贡献。

　　综上所述，成无己为全面注解《伤寒论》第一人，其遵照王叔和的编次体例，依据《内经》《难经》等前期典籍逐条注释《伤寒论》。其《注解伤寒论》是最早的《伤寒论》全注本。其注解方法，源自于汉学的注经传统，随文顺释，以经释论，深入阐发了六经病理法方药的有关机制，详细阐述了张仲景辨证论治、立法处方之旨，对后世《伤寒论》的注释研究起到了示范作用。其重视辨证明理，在风寒中伤营卫说、六经病经证府证、半表半里证等方面的学术观点，对后世《伤寒论》研究产生了极大影响。成无己首次对伤寒方进行系统解析，不仅推进了伤寒方证研究，也将方剂学理论的发展提升至一个新的层次。成无己注释与研究《伤寒论》的方法独树一帜，昭明伤寒学理，揭示了张仲景辨证论治的精神与内涵，为伤寒学研究开辟了新途径、新方法，为伤寒学术发展做出了重要贡献。

成无己

参考文献

一、著作类

[1] 成无己. 注解伤寒论 [M]. 上海：商务印书馆，1955.

[2] 成无己. 注解伤寒论 [M]. 北京：人民卫生出版社，1963.

[3] 成无己. 注解伤寒论 [M]. 张立平校注. 北京：学苑出版社，2009.

[4] 成无己. 伤寒明理论 [M]. 上海：上海科学技术出版社，1959.

[5] 黄帝内经素问校释 [M]. 山东中医学院，河北中医学院校释. 北京：
人民卫生出版社，1982.

[6] 灵枢经 [M]. 北京：人民卫生出版社，2012.

[7] 张仲景. 金匮要略方论 [M]. 北京：人民卫生出版社，1963.

[8] 张仲景. 金匮玉函经 [M]. 北京：人民卫生出版社，1955.

[9] 吕广注. 难经集注 [M]. 北京：商务印书馆，1955.

[10] 王叔和. 脉经 [M]. 北京：人民卫生出版社，1956.

[11] 庞安时. 伤寒总病论 [M]. 上海：商务印书馆，1937.

[12] 朱肱. 南阳活人书 [M] 万友生等点校. 北京：人民卫生出版社，
1993.

[13] 王履. 医经溯洄集 [M]. 北京：中华书局，1985.

[14] 方有执. 伤寒论条辨 [M]. 北京：人民卫生出版社，1957.

[15] 陶华. 伤寒琐言 [M]. 北京：中华书局，1985.

[16] 赵开美. 仲景全书 [M]. 北京：中医古籍出版社，2001.

[17] 王肯堂. 伤寒证治准绳 [M]. 上海：上海科学技术出版社，1959.

[18] 汪琥. 伤寒论辨证广注 [M]. 上海：上海科学技术出版社，1959.

[19] 喻昌. 尚论篇 [M]. 上海：上海古籍出版社，1991.

［20］柯琴.伤寒来苏集［M］.上海：上海科学技术出版社，1959.

［21］张卿子.张卿子伤寒论［M］.上海：上海科学技术出版社，1990.

［22］张璐著.伤寒绪论［M］.许敬生等校注.北京：中国中医药出版社，2015.

［23］尤怡著.伤寒贯珠集［M］.张慧芳校注.北京：中医古籍出版社，1998.

［24］永瑢.四库全书总目［M］.北京：中华书局，1965.

［25］吴谦.医宗金鉴［M］.北京：人民卫生出版社，1963.

［26］程国彭.医学心悟［M］.北京：人民卫生出版社，1963.

［27］程应旄.伤寒论后条辨［M］.王旭光等校注.北京：中国中医药出版社，2009.

［28］俞根初.重订通俗伤寒论［M］.上海：上海卫生出版社，1956.

［29］日·丹波元胤.中国医籍考［M］.北京：人民卫生出版社，1956.

［30］严世芸.中国医籍通考［M］.上海：上海中医药大学出版社，1993.

［31］潘桂娟，樊正伦.日本汉方医学［M］.北京：中国中医药出版社，1994.

二、论文类

［1］孟庆云.试论伤寒学派中重订错简与维护旧论之争鸣［J］.浙江中医学院学报.1984，8(5)：23-26.

［2］薛彤权.浅谈三纲鼎立学说及《伤寒论》研究方法［J］.天津中医学院学报.1990(3)：27-31.

［3］洪必良.《伤寒论》错简重订派补识［J］.安徽中医学院学报.1992，11(2)：5-7.

［4］郭秀梅.丹波元昕和《注解伤寒论》考异［J］.吉林中医药.1995(6)：
5-7.

［5］李玉清.成无己生平及《注解伤寒论》撰注年代考［J］.中华医史杂
志.1997，27(4)：249-251.

［6］田思胜，高萍.试论成无己注释《伤寒论》的特点与方法［J］.中医文
献杂志.1999(1)：1-2.

［7］徐晓东.成无己对方剂学的贡献［J］.中医函授通讯.1999，18(1)：3-4.

［8］李玉清.《注解伤寒论》的学术特色［J］.山东中医药大学学报.1999，
23(6)：456-458.

［9］李玉清.《伤寒明理续论》的特色及不足［J］.国医论坛.2001，16(5)：
42-43.

［10］袁冰.方论肇始考略［J］.中华医史杂志.2003，33(3)：152-154.

［11］程昭寰.论成无己气味配伍释方的价值［J］.中国中医基础医学杂
志.2003，9(11)：67-68.

［12］钱超尘.《伤寒论注解》元刊本及成无己考［J］.中国医药学报.2003，
18(9)：515-521.

［13］李玉清.试论成注《伤寒论》版本对后世的影响［J］.中医文献杂
志.2004(2)：6-7.

［14］李玉清.成无己《注解伤寒论》府病说对后世影响简考［J］.中医药
学刊.2004，22(8)：138-139.

［15］李玉清.《注解伤寒论》首次刊刻过程考［J］.山东中医药大学学
报.2005，29(2)：138-139.

［16］李玉清.成无己生平考［J］.南京中医药大学学报社会科学版.2005，
6(3)：164-166.

［17］李宁.北宋医学专业出版机构校正医书局及其对医学发展的影响［J］

中国中医药现代远程教育.2005，3(8)：5-7.

[18] 李玉清.《伤寒明理论》与《伤寒明理续论》的比较研究［J］.中国中医基础医学杂志.2007，13(9)：568-569.

[19] 黄作阵.《伤寒明理论》的训诂特点及成就［J］.北京中医药大学学报.2009，32(8)：1470.

[20] 谷建军，庄乾竹.宋代经学学风对宋金元时期伤寒学术研究的影响［J］.世界中西医结合杂志.2012，7(10)：834-836.

[21] 邹勇.《伤寒明理方论》解读［J］.中国中医药现代远程教育.2016，14(14)：63-64.

[22] 睢世聪.成无己《注解伤寒论》学术思想研究［D］.长沙：湖南中医药大学，2019.

[23] 钱超尘.成无己事迹及其著作追踪［J］.中医学报.2019，34(10)：2035-2041.

汉晋唐医家（6名）

张仲景　王叔和　皇甫谧　杨上善　孙思邈　王　冰

宋金元医家（19名）

钱　乙　刘　昉　陈无择　许叔微　陈自明　严用和
刘完素　张元素　张从正　成无己　李东垣　杨士瀛
王好古　罗天益　王　珪　危亦林　朱丹溪　滑　寿
王　履

明代医家（24名）

楼　英　戴思恭　刘　纯　虞　抟　王　纶　汪　机
薛　己　万密斋　周慎斋　李时珍　徐春甫　马　莳
龚廷贤　缪希雍　武之望　李　梴　杨继洲　孙一奎
吴　崐　陈实功　王肯堂　张景岳　吴有性　李中梓

清代医家（46名）

喻　昌　傅　山　柯　琴　张志聪　李用粹　汪　昂
张　璐　陈士铎　高士宗　冯兆张　吴　澄　叶天士
程国彭　薛　雪　尤在泾　何梦瑶　徐灵胎　黄庭镜
黄元御　沈金鳌　赵学敏　黄宫绣　郑梅涧　顾世澄
王洪绪　俞根初　陈修园　高秉钧　吴鞠通　王清任
林珮琴　邹　澍　王旭高　章虚谷　费伯雄　吴师机
王孟英　陆懋修　马培之　郑钦安　雷　丰　张聿青
柳宝诒　石寿棠　唐容川　周学海

民国医家（7名）

张锡纯　何廉臣　陈伯坛　丁甘仁　曹颖甫　张山雷
恽铁樵